はじめに

本書籍は、朝日新聞デジタル「Re:Ron」に２０２３年４月19日から２０２４年１月26日にかけ、32回にわたって掲載された連載を書籍化したものである。書籍化にあたっては、読みやすさや時間の経過等を考慮し、内容に一部加筆修正を加えた。また筆者の行《おこな》ったフィールドワークでのエピソードを紹介する際は、実名公表を許可くださった方を除き、地名及び人名は全て仮名となっている。また連載執筆時に加えられなかった論考や他媒体の記事、書籍化の過程で本文から溢れた文章を５つの補論として収録した。

プロローグ

私たちがコロナ禍に出会い直さねばならない理由

「館内ではマスクの着用をお願いします」の立て看板。
「入館時に手指消毒をお願いします」の掲示とともに置かれた消毒液。
エレベーターホールの手前に置かれた検温機。

新型コロナが5類に移行する1カ月前の2023年4月5日午後5時。打ち合わせのため、ある大企業の東京本社を訪れた。その際の1Fエントランスの風景である。

担当の方はきちんと検温をしてからエレベーターに乗っており、館内に入ると社員は掲示通りにマスク着用、打ち合わせも同様だった。

その後、もう一つの会議のため部屋を移動すると、そちらにはアクリル板が並ぶ。夕食の弁当が提供されるためだ。アクリル板のある机でまず食事を済ませ、その後、別途用意された机に移って会議が行われる仕様となっていた。

私はこの時、鹿児島県南九州市で複数の介護施設を運営する、株式会社いろ葉でのフィールドワークを終えたばかり。どのようなケアがお年寄りにとって最善であるかを試行錯誤した結果、マスク着用を義務化せず、利用者に黙食をさせたり、面会制限を設けたりすることもしなかった施設である。

いろ葉で暮らすお年寄りの穏やかで伸びやかな暮らしのあり様《よう》がはっきり記憶に残っていた私は、これら感染対策とのギャップに違和感を覚え、なぜこうしているのかを複数の社員に聞いてみた。すると返ってきた答えは次のようなものである。

「感染者が出て濃厚接触者がたくさん出ると、仕事そのものが止まってしまう恐れがあるから、と聞いた」
「会議に高齢の方が出席している」
「おかしいと思って意見してみたが、（上からは）まともな返答が得られなかった」
「それについては大して考えていなかった」

実はこの日、私はマスクを持っていなかった。3月13日にマスク着用が個人判断となって以来、マスクを手放していたからである。従って、「マスク着用をお願いします」という掲示を見た時、「注意をされるかな」という思いがよぎった。ところが誰にも止められず、ノーマスクで入館できてしまっている。

もうこの時点で何かがおかしい。仕事が止まる恐れがあり、マスクとアクリル板で高齢者を守らねばならないという信念があるのなら、何がなんでも私にマスクを着用させるべきである。しかし誰もそこには踏み出さない。「雰囲気を察して合わせてね」というスタンスなのか。批判を避けるためのとりあえずの対策なのか。

日本でいうところの「個人の判断」は、一体何に基づいてなされているのだろう。

和をもって極端となす

私は人類学の観点から、かつて狂牛病と言われたBSE問題、年単位で接種率が低迷した日本脳炎やHPVワクチン問題、そしてコロナ禍《か》など、健康をめぐる国内のいくつかのパニックを分析してきた。すると、これらの現象には一つの共通点があることがわかる。それは、パニックを沈静化させるためにとられた極端な対策が、長期にわたりダラダラと続くことだ。私はこの傾向を「和をもって極端となす」と呼んでいる。

極端な対策により社会の調和がそれなりに取り戻されると、その和を保つことが最優先事項となる。おかしいと感じる人は存在するものの、波風を立てることを恐れ、自分の所属組織で声を上げることはしない。結果、対策の副作用として深刻な問題が生じても、それは見過ごされたままとなり、対策は漫然と続いていく。

幅広い著作を持つ批評家モリス・バーマンは『神経症的な美しさ——アウトサイダーがみた日本』[1]の中で、人類学者の中根千枝《なかねちえ》の仕事を参照しながらこのように日本を描く。

権威を批判することは往々にして英雄的と見なされる——これは日本においては肯定的な評価ではない。また、仕事でミスをしても、それが非常に深刻な誤りだった場合でさえ友人が庇《かば》ってくれる。理性に基づいた判断や普遍的ルールといった軸的な原理——善悪という倫理的観念など——は例によって脇に置かれて人間関係が優先され、同じように、つねに個人を差し置いて集団が優先される。

さらにバーマンは、中根に加え、政治学者の丸山眞男《まさお》、心理学者の土居健郎《たけお》も参照しながらこうも語る。

日本社会はその仕組みからして、真剣に現状の問い直しを行う機構が備わっておらず、物事が一旦《いったん》ある方向に動き始めると、基本的に行き着く先まで行ってしまうより他ないとする丸山（そして土居と中根）の主張を肯定しておきたい。

「不要不急」は何をもたらしたのか

新型コロナウイルス感染症のリスクをどの程度に見積もるかは、人によってかなりばらつきがある。しかし、最後のお別れすらも許さない病院・福祉施設の厳格な面会制限、火葬すらも立ち会わせない予防策、子どもたちへの黙食指導、至る所に設けられたアクリル板、屋外でも外せないマスク、コロナ対策費として拠出された膨大な補助金など、「行き着く先まで行ってしまった」対策はコロナ禍の3年間で多々あるはずだ。

リスク対策は、問題Aを避けるための対策と、その対策によって生ずるであろう問題Bをてんびんにかけ、問題Bが大きくなりすぎないよう対策の内容を調整することだ。しかしコロナが5類に移行するまでの3年あまり、日本のあちこちでコロナという問題Aを避けることが最優先事項となり、その結果生ずるであろういくつもの問題は仕方のないこと、取るに足らないこととする判断が蔓延《まんえん》した。その結果何が起こったか。

例えば2020年11月12日配信の朝日新聞デジタルに「「パートを差別」提訴へ　コロ

ナが非正規直撃80万人減」[2]という記事がある。ここでは、生活苦の相談が増加していること、「正規雇用を維持する「雇用の緩衝材」として非正規雇用が大きな影響を受けた」という労働政策研究・研修機構の高橋康二《こうじ》・副主任研究員（当時）の言葉が掲載されている。同じく2023年1月21日配信の記事[3]では、コロナ禍以降の自殺者の増加と高止まりが報じられた。「コロナ禍以降、相談内容がより複合的になっている。経済や家庭の状態など様々な面から生活全体の基盤が低下している」という自殺対策に取り組むNPO法人「ライフリンク」代表の清水康之《やすゆき》の言葉が掲載されている。

コロナ禍で連呼された「大切な命」というフレーズ。しかしこのフレーズの下に積み重ねられた多様で大量の感染対策が、元から脆弱《ぜいじゃく》であった人々の命を砕いた。そしてその余波はいまだ続いている。もちろん必要な対策もあっただろう。しかし「批判を避けるため」、「みんながそうしている」、「補助金が欲しい」といった理由に基づく名ばかりの感染対策はなかったか。そのような対策がどこかの命をないがしろにしていた可能性はなかったか。

だからこそ私たちは、もう一度コロナ禍に出会い直さねばならない。「和をもって極端となす」という反応のツケを未来に背負わせることのないよう、同じことを起こさないよう、あの時の社会の反応を共同体の観点から分析しなければならない。

未来のため、コロナ禍に出会い直そう

出会いとは、自分が予想し得なかった人や出来事との遭遇のことを指す。だからこそ、出会いの瞬間、私たちは驚き、戸惑い、右往左往する。[4・5] 2020年冬にやってきたコロナも私たちにとっては出会いであった。驚いた私たちは困惑し、社会は恐れと怒りに包まれた。

あれからすでに4年が経過する。人でごった返す繁華街から人影が消えたあの時の風景に私たちはどのように出会い直せるだろう。人流を8割削減しろと言われ続けた日々、何度も出された緊急事態宣言や、まん延防止等重点措置はどうだろう。

出会い直しとは、過去に出会った人や出来事の異なる側面を発見することを通じ、それらとの関係を新たに編み直すことを指す。本書では、フィールドワークで集めた具体例とともに、コロナ禍と出会い直すためのいくつかの視点を人類学の観点から提供する。読者にあまりなじみがないだろう人類学の視点は、コロナ禍と出会い直すためのいくつかの切り口を提供することになるはずだ。

プロローグの締めとして、冒頭で紹介した、いろ葉代表・中迎聡子《なかむかえさとこ》の言葉を二つ紹介したい。

「「責任を取る」とは、なぜ自分がそれをやったかを説明できることだと思う」

「みんながそうやっているからやる。上からそう言われたからやる。こういう姿勢ではケアは成り立たない」

目次

1章

新型コロナの〝正しい理解〟を問い直す

——人類学の使い道

社会がパニックに陥ると、メディアをにぎわす言葉がある。それが「正しさ」だ。これはたいてい次のような活用とともに使われる。

「正しい知識」

「正しい理解」「正しく理解」

「正しく恐れる」「正しく怖がる」

コロナ禍中の朝日新聞も例に違《たが》わない。データベースを遡ると上記5フレーズが使われたコロナ関連の記事は約140本あり、それら記事の8割強が2020年に集中する。*

これらの記事が「正しさ」を掲げる時、その「正しさ」は科学的なコロナ理解のことを指す。従って「新型コロナを〝正しく〟怖がっている人」というのは、コロナを科学的に正しく理解した上で怖がっている人のことだ。「科学的に」の部分を「エビデンスに基づいて」あるいは「科学的事実に基づいて」と置き換えてもいいだろう。

また記事に目を通すと、共有される前提も見えてくる。

コロナをめぐる差別や偏見、過剰な対応は、人々がコロナを正しく理解していないから起こる。皆が正しい知識を身につけ、コロナを正しく恐れられるようになれば、そのような悲劇はなくなるはずだ。

これは、コロナに限らずありとあらゆる問題で広く共有される思考といってよい。もちろん、「正しければうまくいく」というような素朴な発想に疑義を呈する記事もある。例えば科学技術社会論が専門の東京大特任准教授・内田麻理香《まりか》による2021年1月の寄稿がそれだ。[1] 内田はここで、「正しさ」という概念のあいまいさと排他性を指摘する。しかしこのような記事はごくわずか。あとの記事は先の前提を少なからず共有している。

とはいえ、何かについての「正しい理解」を持つ人は、それを「正しく恐れる」ことができる。ひいては適切な感染対策ができて、偏見も持たないという前提は少々雑ではなかろうか。

「正しい理解」というフレーズが提示される時、そこでは、何かを「正確」に理解していることと、それをめぐって「善い」行いをすることが重ね合わされ、入り交じる。しかし、お金の仕組みを正確に理解する人が、善いお金の使い方をする訳ではないように、

＊　2023年4月24日時点の検索結果。

「正確」と「善」は本来別のものである。「怖さ」や「恐れ」というすこぶる個人的なものに対し、「正しい」とか「誤っている」とかいった判断を下すことも奇妙だ。

しかしコロナ禍では、混乱した状況に道筋をつけるため、人々は正しさを求め、それに呼応するかのように医師などの専門家が積極的な発信を行った。正しさを求める人と、正しさを発信したい人が大きなうねりを作り、夥《おびただ》しい量の情報が拡散された結果、「反マスク」「コロナ脳」といった極端なラベリングを用いた中傷も起こった。

1 専門家たちとコロナ禍の奇妙な感染対策

この過去を踏まえた上で、素朴な問いを投げてみたい。コロナについて医学的な発信を積極的に行っていた人々がいる現場では、正しい知識に基づいた、丁度いい感染対策が行われていたのだろうか？　私はコロナに関する番組収録や学会などの様子を目にする機会が何度かあったため、そこでの印象に残ったエピソードを三つ紹介したい。

2020年の年末、私は、コロナ禍について、1年の総括と来年の展望を語る趣旨のラジオ番組に出演した。有識者として、幅広いメディアで発信を続ける感染症や免疫の専門家3人が私のほかに招かれていた。

記憶に残っているのはだだっ広いスタジオである。通常の会話では考えられないほど、出演者同士の距離はあけられ、それぞれの間には、天井にまで届きそうなアクリル板が前方と左右に立てられていた。

このような状況下で打ち合わせが続く中、一人の出演者から「マスクはつけていた方がいいですか」という質問が司会者に飛んだ。私はこの質問に心底驚いてしまった。感染症の専門家が素人の司会者にこの質問を投げたことに、である。

司会者は若干言葉につまった後、「私たちはマスクをしたまま収録をしますが、外してくださってもかまいません」と返答した。この間、ほか2人の専門家は無言であった。司会者の言葉を聞いた私は、途中までマスクを外して話していたのだが、周りの出演者が誰一人マスクを外さないのになんとなく居心地の悪さを感じ、本番が始まる前に再びマスクをつけた。

収録が終わった後、この日二つ目の印象に残る発言が、先とは異なるもう一人の専門家からなされた。

「本当はこんなに感染対策する必要はないし、ここまでしていたらマスクをする必要はないですよ」

先の質問と同様に、この発言にも驚いた。そう思っていたのなら、なぜそれを始まる前に言わなかったのか。ほかの専門家からマスクについての質問が発せられた時、「外しましょう」となぜ言わなかったのか。

番組に出演した3人の専門家は、行政の感染症対策に関わったり、臨床経験が豊富であったり、関連分野で学位を持っていたりといった知見を持った方たちだ。

「このレベルの感染対策は必要ない」

「このようにしていたらマスクはしなくてもいい」

収録の前にかれらがそう言っていたのなら、皆安心して、防御のレベルを下げられたはずなのに。

番組収録後にTwitter（現X）を見たら、私がマスクを外しているタイミングの写真がアップされており、「マスクをつけていないのは磯野さん？」と批判をにおわすコメントがつけられていた。

Episode 02　誰もマスクをしていない収録現場

この収録は、もう一つの意味で興味深かった。なぜならその3カ月前に、同じ局のテレビ番組にも出演していたからである。

出演者は10人を超えていたが、収録はマスクなしであり、ゲストの医療専門家5名の中には先のラジオ番組に出演していた医療専門家も入っていた。両側にはアクリル板が立てられていたが、天井まで達するような高さではなく、頭より少し高い程度である。

感染対策のあり方は先のラジオ番組とかなり異なるが、それに何か言う訳でもなく、皆、制作側の指示に従っていた。番組も当然マスクなしのまま放映されたが、「出演者がマスクをしていない！」というような批判めいた意見も見当たらなかった。

同一局でほぼ同時期に収録された二つの番組で、なぜこうも感染対策のやり方が違うのか。「正しい知識を身につけましょう」と啓発を続けている専門家が何も言わないのはなぜなのか。

とはいえ、この時はまだ2020年。コロナ禍が始まってから1年も経過していない。

医療者とて適切な感染対策のあり方ははっきりわからず、対策に一貫性を保てるはずはない、といった反論もあるかもしれない。しかし、似たようなことはこれ以降も続くのである。

Episode 03　２０２３年春、とある医学会でのアクリル板

新型コロナが5類になる直前の2023年4月、とある医学会に参加した。私が登壇したのはコロナと情報発信に関するシンポジウムだ。

そこで私は目にした光景に再び驚くこととなる。なぜなら、それぞれの発表が終わり、発表者全員が全体討論のためにステージに上がった際、係員がアクリル板を登壇者同士の間にセットし始めたからだ。

シンポジウム会場は、千人以上が収容でき、ステージの奥行きだけでも10メートル以上あるような場所である。オンライン配信もあったため会場は空席の方が多く、登壇者は横並び、大声を出す訳でもない。どう考えてもアクリル板は不要だろう。しかもこのシンポジウムでは、正しい知識に基づいて感染対策をすることの重要性、誤った情報の拡散により社会の分断がもたらされること、正しい知識を市民に伝えることの難しさなどが述べられていたのである。

アクリル板は、違和感を唱えた私の発言と、それに同調したもう一人の発言を契機にその場で取り去られた。しかし、このような「感染対策」が、医学会でなされることが既定路線であった現実をどのように捉えたらよいのだろう。

シンポジウム後私は、医師などの学会関係者から次のような言葉をかけられた。

「これは学会ではなく会場側の運用だから私たちは口を出せない」

「立場上言えない」

「磯野さんが言ってくれてよかった。私たちは言えない」

ちなみにこの学会から1週間ほど後に開かれたもう一つの医学会では、参加した医師たちがミュージシャンの演奏を楽しんだ後、ノーマスクで会食し、胴上げをしてはしゃいでいる様子がSNSで拡散されていた。

2 科学的事実を舞台の小道具のように捉えてみる

私はこれらエピソードを通じ、専門家を告発したいわけではない。行いたいのは、科学的事実なるものを、演劇の舞台の上に置かれた小道具のように考えてみようという提言だ。

例えば先の医学会で現れたアクリル板について、感染症に詳しい専門家にアンケートをとったとしよう。これについて「エビデンスに照らして必須であり、撤去はあり得ない」と答える専門家はほとんどいないのではないか。

ところが自分が当事者、つまり舞台上の演者になると、途端にそうは言えなくなる。その場の人間関係や、他者の視線といった複数の要素が、言動の決定プロセスに多分に入り込んでくるからだ。つまり、「正しい知識」なるものを持っていたとしても、今ここの言動にそれらが影響を及ぼす割合はぐっと少なくなってしまう。

その結果、素人でも首をかしげるような対策に対し、「立場上言えない」といった弁解が発生する。立場を使って一番発言ができそうな医師ですらこうなってしまうのだから、非専門家は言わずもがなだ。

たとえれば、緻密に検証された科学的事実は学術誌などの言論空間において、王冠のような権威を持つ。それが登場したら、平伏《ひれふ》すとまではいかなくとも敬意を払わなくてはならない。しかしその王冠も、舞台と脚本が変われば、部屋の中の取るに足らない一つのオブジェになったり、権威に従わないことを示す決意の証しとして、蹴飛ばされ、踏みつけられたりする存在になったりする。

科学的事実なるものがどこでどのように登場するかで、その役割も重みづけも変化するのに、混乱時はそのことが忘れられ「それは間違っている」「科学的リテラシーがない」といった、文脈を無視した一面的な批判が跋扈《ばっこ》する。

医学や疫学の視点に基づく知識は間違いなく有用である。しかしそれは、マニュアルが示す「ハサミの正しい使い方」のようなものであり、混乱状態にある社会現象を理解したり、整理したりする知識としては不十分なのだ。私たちはハサミの正しい使い方を知りながら、あえて違う使い方をする時があり、その理由がマニュアルの勉強不足にあるとは限らない。

これを踏まえるともう一つ必要なのは、ハサミが金槌《かなづち》のように使われたり、王冠がバケツの代わりに使われたりするような状況が発生した際、そうなった理由を舞台環境と脚本を踏まえて分析する視座である。しかし「正しければうまくいく」という発想に囚われていると、こちらがおろそかになってしまうのだ。

3 ― 人類学の有用性

ここで参照してほしいのが人類学である。なぜなら人類学は医学や疫学とは全く異なる視点で病気をめぐる現象を分析することができ、しかしその視点は、コロナ禍において明らかに欠けていたからだ。本節では人類学の強みを簡単に紹介したい。

「絶対性」を揺るがす

人類学は、相対化を得意とする学問である。つまり、掲げられた「正しさ」に対し、それはどの視点から掲げられ、誰が何のために言っているかなどを包括的に分析することで、それが持つ絶対性を揺るがすことを得意とする。

とはいえこれは、「正しさ」が不要ということではない。殺人が正しいと思っている人と一緒に暮らしていくことは難しいように、誰かと一緒に暮らしていく上で、「正しさ」についての合意はもちろん必要だ。ただ、疑いなき正しさほど厄介で、暴力的なものもない。人類学者はそのことを熟知しているからこそ、正しさが何の疑いもなく掲げられた時、それを相対化しようとするのである。

現在の人類学が正しさを相対化しようとする背景に、植民地主義に対する反省がある。植民地主義は、「社会進化論」と呼ばれる大義名分が支えとなっていた。これはダーウィンの進化論を人間社会に応用して展開された理論であり、「人類は欧米社会を頂点にして進化する」というなんとも身勝手な思想である。しかし欧米が各国に植民地を広げた時代には、社会進化論が人類についての正しい理解として、まことしやかに受け入れられた。

社会進化論と植民地主義が結託した結果何が起こったか。非欧米社会の言語や芸術、宗教などを破壊し、欧米型に変えることが正当化された。なぜならそれは、人類の進化を適切な方向に促進させるという点において「正しい」とみなされたからである。このような考えは「自民族中心主義」と呼ばれ、初学者向けの講義では必ず触れられる言葉となっている。

社会進化論者がダーウィンに正しさの根拠を求めたように、私たちは正しさや優越性の根拠を自分の外側に求めたがる生き物だ。上司の〇〇さんがこう言っていたとか、私の意見はエビデンスに基づいているといった物言いは至る所に存在する。

自分の正当性をある種の権威を拠り所に訴えることは、生き抜く術《すべ》として時に必要であるし、データに基づく「正しさ」の提示は、権威の属人化を防いでくれる。しかし問題は、ある正しさが世界のどこに行っても通用するようなそれとして掲げられ、他者を否定したり、嘲笑したりする根拠として使われる時だ。本書で何度も参照することになる人類学者のルース・ベネディクトは『文化の型』[2]の中で次のように述べる。

世界を生まれたままの目で見る人は誰一人いない。人間はある慣習や、制度、特定のものの見方を通じて世界を見る。哲学的な検証においても、そのようなステレオタイプを通じたものの見方を超えることはできない。従って何が正しく、何が間違っているかについての概念も、分析者の身につけた伝統的慣習と照らし合わされ決められるだろう。*

ベネディクトは、純粋な客観性など存在せず、何らかの価値観がそこには常に反映されると指摘する。

そんなことは言われなくともわかっている。そう感じる人も多いであろう。しかし、異なる正しさを掲げる人たちが罵詈雑言《ばりぞうごん》を浴びせ合う一方で、「正しいことはわからない」と思考停止した大人が大量発生したコロナ禍を振り返るにあたり、この視点は間違いなく必要なのだ。自らの正しさに過剰な自信を持つ者は傍若無人になり、正しさを他人に委ねる者は考えることをやめてしまう。この両者が互いに手を取り合うことで、過剰な感染対策が至る所で3年も続く「極端をもって和となす」社会が作り出されたのだから。

「空気」や「同調圧力」の先に議論を進める

人類学の有用性の二つ目は、日本のように法で強制された訳ではないにもかかわらず、皆が同じ行動をとってしまう社会を分析することが得意な点である。

自粛警察の登場や炎天下でもマスクを手放せないといった現象は「同調圧力」とか、「空気」とかいった言葉で頻回に批判された。しかしこれら批判はたいていここで終わってしまう。

この社会における同調圧力や空気とは具体的に何であり、それらはどう立ち上がって、どう拡散されるのかの分析に至ってようやくこれら言葉を使う意義が生まれるのに、目の前の現象をこれら言葉でまとめただけで理解したことになってしまうのである。これは言ってみれば、新しい病気を「新型コロナ」と名付け、後は治療法も考えずに放っておくようなものだ。

＊ 訳書の当該訳がややわかりづらかったため、著者が原著より訳出した。

他方人類学は、明文化された法律など一切存在しない社会で暮らす人々への研究から理論を発展させた歴史がある。その意味で空気や同調圧力の先にまで思考を広げ、分析をすることが可能となる。

医学が見落としがちな人間の側面に目を向ける

私は自分の専門を聞かれた際、文化人類学及び医療人類学と記すことが多い。厳密にいうと文化人類学は人類学の一領域。医療人類学は文化人類学の一領域であり、後者は1970年代ごろアメリカを中心に広がった。その点で医療人類学は、心身の不調やそれらの治療を取り巻く事柄に特化した文化人類学といえる。

このため本書でも、明らかに医療人類学の理論といえるときは医療人類学、そうであるとはっきりいえない場合は文化人類学と記し、双方を含む時は人類学と記している。しかし、これらの使い分けは厳密に決められている訳ではない。本文中の使い分けには気をとられずに読み進めてほしい。

先に述べたように、現在の人類学は、欧米社会のものの見方が至高であるという自民族中心主義をはっきり否定する立場をとる。ではこの図式を病気の文脈に置き換えると、「欧米」にあたる権力は何か。それが医学である。厳密にいうと生物学的な観点から人間を分析し、それを治療につなげる生物医学、及び生物医学が作り出した分類に基づき、集団を統計的に処理してリスクなどを割り出す疫学である。

もしあなたが「医者に言われたら言い返せない」とか、「エビデンスがあると言われたら従わないといけない気がする」とかいった直感を持っているとしたら、それはあなたが医学を権力として感じている証拠である。

医療人類学は、医学の領域が拡大し続ける現代社会において、次のような問いを立ててきた。心身の不調やそれへの対応について、医学的な理解を持つことができればそれで十分なのだろうか。医学や疫学が見落とす人間の側面は何か。医療をめぐる問題は、市井《しせい》の人々がエビデンスを理解できないから起こるのであろうか。

食べ方や話し方といった生活の隅々に医学の声が響き渡り、不要不急の号令で世の中が整理され、人々の暮らしが一変させられたコロナ禍。あなたがこの状況に違和感を持っていたのなら、それはあなたが医療人類学的な問いを立てていたということだ。

本書は、私が2021年から2023年にわたって国内で実施したフィールドワークを中心とする具体例とともに、新型コロナの人類学的な分析を展開する。ここで紹介する理論のほとんどは初歩的なものだ。しかしその初歩的な理論を用いるだけでも、コロナ禍で見られた様々な事象は鮮やか、かつ精緻《せいち》になる。本書で紹介する人類学の眼差《まなざ》しを「あなたのコロナ禍」にぜひ応用してみてほしい。

補論1 アクリル板とは一体なんだったのか？

２０２３年４月。職場の食堂のパーティションが新しくなったというＬＩＮＥが友人から届いた。席の前方と左右に置かれていた手作りのそれらが、新品のアクリル板に取り換えられたのだという。

パーティションについて友人はかねてから、「意味がないし、精神衛生上も良くないから外したい」と進言をし続けていた。しかし、「もう少し我慢して」と管理者から断られ続け、それからの購入とのことである。「５類移行後も感染症対策をしっかりやっていく」という組織の姿勢の表れであるそうだ。

コロナ禍以降、すっかり日常の風景となり、５類移行後もしばらく置かれ続けたパーティション。これらは一体なんだったのだろう？　この補論では、行政指導及び科学コミュニティの発信の観点からパーティションの不思議に迫ってみたい。

コロナ禍当初、推奨されたパーティション

初めての緊急事態宣言が発令された2020年4月当初、段ボールなどを用いた手作りのパーティションがオフィスや学校などに次々と設置された。これは当時、政府や専門家が対策の一つとして提案したものである。[3] またスーパーコンピューター「富岳」が、その飛沫《ひまつ》拡散予防効果を視覚化した映像を覚えている人も多いだろう。[4・5]

多くの地方自治体は、設置に補助金を出す形でこの動きを後押し。2021年4月には、内閣官房が主導した「飲食店に向けての第三者認証制度」の中で、パーティション設置は必須項目の一つとなる。座席の間隔が1メートル以上あけられない場合には「すべての座席に設置」や、「目を覆う程度の高さ以上のものを目安に」など、設置の仕方が細かに記載された。[6] 地域によって差はあるものの、第三者認証を得れば営業時間が長くできたり、休業補償が多めに出たりといった利点があった。

科学コミュニティからの疑義

社会の「必需品」となったパーティションであるが、時が経つにつれ、科学コミュニティから疑問が投げかけられるようになる。

その声を、インパクトをもって初めて世界に発信したのは、2021年8月19日に『ニューヨーク・タイムズ』紙に掲載された記事であろう。これは同月30日の「東洋経済オンライン」にもその翻訳が掲載された。[7]

紹介されたのは、パーティションはむしろ感染リスクを高めることがあるという驚きの知見である。咳《せき》やくしゃみなどから発せられる大きな飛沫を遮断する効果がパーティションにはあるものの、より小さな粒子であるエアロゾルを遮断する効果はない。それだけでなく、パーティションがあることで空気の循環が妨げられ、ウイルスを含むエアロゾルが長時間同じ場所に滞留する場合があるため、それが感染リスクを高めてしまうという内容だ。

また全くの同時期、東北大学の本堂毅《ほんどうつよし》を中心とする研究者グループも同様の声明を発表した。[8] かれらは2021年8月、政府や一部医学関係者の「策が尽きた」という声を問題視し、エアロゾル感染への注意喚起が不十分であることを訴えたのである。

これら科学的知見の蓄積を受け、新型コロナウイルス感染症対策分科会は2022年7月14日、「感染拡大防止のための効果的な換気について」という新たな文書を発表する。ここでは、エアロゾル感染対策の必要性が述べられ、パーティションは空気の流れを阻害しないよう設置されねばならないことが記された。

これを受け先の本堂らは再び声明を出し、パーティション設置を必須とする感染対策に次のような疑義を呈する。[9]

アクリル板等の飛沫対策は、空気感染抑制に重要な換気を妨げることで感染拡大を招きうる。7月14日の分科会はアクリル板等の問題を認めたが、気流と両立するアクリル板の設置は、専門的知識がない市民には容易でない。

本堂らの声明はもっともであろう。例えば先の分科会提言は、空気の流れと平行にパーティションを設置するよう求めるが、どうやったら平行になるかを素人が判断するのは困難だ。また、パーティションを設置することで第三者認証獲得のメリットがある場合、たとえ気流が妨げられていたとしても、事業者はガイドライン通りに設置を続けるだろう。いずれにせよ、第三者認証からパーティションの設置義務は消えず、約2カ月後になされた6回目の制度改定でも、「なお、パーティション等を設置する際には、空気の流れを阻害しないようにご留意ください」という文言が付け加えられただけであった。[10]

飲食店のパーティションはなぜ消えなかったのか

パーティション設置の経緯を行政指導と科学コミュニティからの発信の二面から追うと、次のことがはっきりする。まず新型コロナについての科学的知見が蓄積されるにつれ、その効果に疑問符がつけられ始めた。これに対し政府は、運用面でのアドバイスを追加したものの、第三者認証を与えるためのパーティション設置要項の内容には手を加えなかった。その結果、「同一テーブル上の正面と隣席の間に設置」「目を覆う程度の高さにする」といった、場合によっては感染リスクを高める基準が、多くの飲食店で守られ続けることとなる。

そして2023年3月23日、厚生労働省に対し助言を行う新型コロナウイルス感染症対策アドバイザリーボードが提出した振り返りの資料には[3]、「パーティションが適切に設置された場合には、飛沫感染対策として有効であったと考えられ」ると記された一方、パーティションがどの程度感染対策に寄与したかについては「検証し、その効果を評価することは困難」と記された。あいまいな書き方がなされているため、趣旨は大変に読み取りづらいが、このわかりづらさは、「今後」に関する項目でも次のように続く。

・飛沫を物理的に遮断するための活用はあり得ると考えられます
・当面、保管しておくことを考慮されるとよいでしょうこれら表現から何が読み取れるだろう。これはつまり、政府に選ばれた専門家であっても正解はわからない、ということではないだろうか。そのあたりについての分析や反省は十分になされないまま新型コロナは5類になり、パーティションは、街から少しずつ姿を消していったのである。

2章

新型コロナと出会い直す

——医療人類学にとって病気とは何か

2022年秋、私の講座を受講する方からこんなメッセージが届いた。

コロナが深刻に蔓延していた頃、「飲み会をしたい」「修学旅行に行きたい」「マスクをつけたくない」という人たちに対し、医療クラスターの人たち（＝医療専門家の人たち）が愚かな人たち、知性のない人たちといった形で上から厳しい物言いをすることが大変引っかかっていた。もちろん医療現場の大変な状況も分かっているし、よかれと思って言ってくれていることも理解している。

抵抗感があったのは、医療クラスターの人たちから「自分たちは専門家なんだ、おまえたちは素人なんだ」「おまえたちは分かっていないから教えてやるが……」という圧を感じたからだと思う。

これまで摂食障害や循環器疾患に始まる様々な病気の当事者のお話をうかがってきた。様々なことが語られるものの、共通するテーマもいくつかあり、そのうちの一つが「何も知らないお前は黙っていろ」という医療者からの圧である。

そのような態度をとらない医療者がいることも、高圧的な患者に心を痛める医療者がいることも知っている。加えて医療は一枚岩ではなく、医師一つとっても、専門は複数ある。開業医と病院勤務医の違いもあれば、病院経営に専念する医師、研究のみに従事する医師の違いもある。当然かれらの意見は異なり、発信力も様々だ。

この意味で「医療クラスター」という括りは雑であり、患者目線で医療に携わろうとする人々を傷つけかねない言葉でもあるだろう。しかし新型コロナに関しては、未知の病気である上に、国民全員が当事者となった。食事から仕事の仕方に至るまで、暮らしの隅々に事細かな医学的注意が入り込んだ。多くの医療者がこれを機にSNSに参入し、その中のいくつかは大量のフォロワーを獲得しながら、素人を小馬鹿にしたり皮肉ったりする発信を繰り返した。この状況を踏まえると、先の受講生が抱いた「医療クラスター」への違和感は的外れではない。むしろコロナ禍で見られた一定数の医療専門家の姿勢を的確に捉えた違和感といえるだろう。

1 医療人類学の祖が説く「病気」の2分類

1970年代に、文化人類学から派生する形で生まれた医療人類学は、医学の〝上から目線〟に、ほかならぬ医師が違和感を覚えて生まれた学問と言っても過言ではない。

医療人類学の祖である、アメリカの精神科医アーサー・クラインマンが記した『病いの語り――慢性の病いをめぐる臨床人類学』[1]を開いてみよう。冒頭では、クラインマンが医学生の頃に診察をした梅毒に苦しむ年配女性が紹介される。この女性は梅毒を第1次世界大戦時に兵士からうつされ、それによる慢性の心血管系障害に苦しんでいた。

数カ月にわたる面談の中で、クラインマンは彼女が二つの問題を抱えていることに気づく。一つは、梅毒の進行による合併症の悪化、もう一つは梅毒になったことにより損ねられた家族や交際男性との関係性、社会から受けた忌避といった人生の苦しみである。その上で彼は次のように述べる。

> 私は、さらに、私の受けた医学のトレーニングが前者については系統的に教えるが、後者については過小評価しがちであり、なんらかの仕方で見えないようにさせることさえあることに気がついた。

クラインマンが述べる「医学のトレーニング」とは、人の身体をモノとして、あるいは数値として理解する見方を徹底させることだ。その見方を徹底すれば、彼女の症状を生物学的に理解したり、薬の処方を調整したりすることは容易になる。

しかしそこに光を当てれば当てるほど、梅毒患者として生きることを強いられる中で彼女が受けた苦痛は過小評価され、場合によっては見えなくすらなってしまう。なぜなら人が病むという現象を、生物学的な側面にのみ注目し理解するトレーニングを受ければ受けるほど、ひとりひとりに異なった暮らしがあり、ひとりひとりはそれを生きているという当たり前の現実に目が向きにくくなるからである。

クラインマンは現代医学が抱える問題をこのように指摘し、病気の生物学的な理解を「疾病《しっぺい》（=disease）」、それによって過小評価されたり隠されたりしてしまう苦しみ及び、その苦しみとの関わり方を「病《やま》い（=illness）」と名付けた。

「疾病」の理解者は、病気の理解者か

病いが包括する範疇《はんちゅう》は広い。そこには、病気の当事者だけでなく、病気の当事者に関わろうとする人たちの悩みや工夫も含まれる。なぜなら病気とは、一人の身体に閉じた現象ではなく、病者を取り囲む多くの人の生活と生き方に影響を与える開かれた現象だからだ。

医療人類学は「病気」という概念をこのように捉えるため、「疾病」の専門家が、病気を最も理解している人物であるとは考えない。しかし一般的に、ある病気の正しい理解の必要性が殊更に叫ばれる時、そこに登場するのは、医師や疫学者など「疾病」の専門家で

あり、かれらと同じように病気を理解することが病気の正しい理解とされる。これは新型コロナも例外ではなく、というより、新型コロナにおいてこそ、この傾向は顕著であった。

1章では、正しい知識を保有しているはずの専門家がいる現場で行き過ぎた感染対策がなされたり、対策の仕方に大きなずれがあったりする事例を紹介した。これらの事態は、疾病の正しい理解の欠如によるものではなく、これまでの慣例とか、組織の力学とか、事を荒立てたくないといった判断の影響によって生じていた。

これは医療人類学的に見ると、「病い」の領域で起こった問題である。しかし病気の生物学的な理解である「疾病」のみに光を当てると、病気が埋め込まれた文脈に目が向きにくくなり、なぜこのような事態が起こるかの分析がしづらくなる。

加えて「病気」＝「疾病」として理解することの問題点は、疾病の専門家が社会にとって良い選択をできると勘違いしがちなことである。1章でも述べたがある病気について生物学的、あるいは疫学的に正確に理解しているかどうかと、その病気に対しどう対応することが良いかを知っているかは、本来別の問題だ。しかし、こと病気に関してはそれが混同されやすい。その理由は、疾病の正確な理解が病気を治すことに多くの場合つながることが一つ。もう一つが、医学が生命保持に最大の価値を置く実学であり、それはほとんどの場合、疑われることがないからだ。

結果、冒頭で述べたような「自分たちは専門家なんだ、おまえたちは素人なんだ」「おまえたちは分かっていないから教えてやるが……」という医療者や専門家にありがちな態度と、それに反論できない素人という構図が出来上がってしまう。疾病としての病気の理解は重要ではあるものの、あくまで病気の一側面であることを、情報発信に関わる者はしっかりと心に留めるべきではなかろうか。*

2 生物学と数値だけで病気を理解することの限界

疾病と病いの概念をおさえた上で、病気とは何かという、一見問う必要もないような問いに取り組みたい。実は、病気を定義することは難しく、「疾病」＋「病い」＝「病気」という等式もうまく成り立たない。ここでは病気を「疾病あるいは病いが社会化されるプロセス」として捉える見方を紹介しよう。このように現象を捉えることで新型コロナをめ

＊ 疾病と病いの分類には批判も多々出されている。例えば疾病も病いと同じ社会的構築物であるという議論だ。しかしここに踏み込むと話が過度に抽象的になり、また踏み込まずとも大切なことは指摘できるため、本章ではここに踏み込まない。

ぐる喧騒《けんそう》の数々が捉えやすくなるからだ。

「病気」＝「疾病」＋「病い」という等式は、医療人類学が創設された当初、広く受け入れられていた。しかし、そこに待ったをかけたのが医療人類学者のアラン・ヤングである。ヤングは、1982年に出された論文[2]の中で、この等式を退けた。生物学的に発見される心身の異常や、主観的に感じられる心身の不調が、治療すべき問題として社会に認識される過程をこの等式は見過ごしてしまう、というのがその理由である。その上でヤングは、「病気」(sickness) を、「疾病」(disease) と「病い」(illness) が「社会化される過程」と再定義した。つまりヤングは、病気を点ではなく、それが点として認識されるまでの経緯も含めた線として定義するべきだと述べたのである。

とはいえ、この提言はなかなかに捉えづらい。なぜなら「病気」は、体の中にモノのように存在する現象として広く捉えられているため、それを過程として捉え直せと言われても、直感的に理解することができないからだ。

難しさの理由はほかにもある。それが「社会化」という言葉だ。「子どもは社会化を経て大人になる」と言われれば、多くの人はピンとくるだろう。しかし私たちは、一般的に病気を疾病、すなわち生物学的なものとして捉えているため、「疾病と病いが社会化を経て病気になる」と言われてもよくわからない。

しかし新型コロナに出会い直す上で、ヤングによる病気の再定義は有効である。彼の定義は、コロナに関する情報発信で明らかに見落とされた病気の側面を捉えているからだ。

手厚く治療されなかった『火垂《ほた》るの墓』の節子

ヤングの提言をわかりやすくするため、映画『火垂《ほた》るの墓』を題材に考えてみよう。この中で、主人公の清太が見るからに衰弱した妹の節子を病院に連れていくシーンがある。医師は、2人をぞんざいに扱う。食べ物が手に入らず飢えに苦しむ2人に、栄養をつけるように、といったなんの役にも立たないアドバイスをし、診察を終わらせてしまう。

これを医療人類学の観点から見ると次のような解釈が可能だ。映画を観れば明らかだが、節子は、重篤な疾病（生物学的な異常）と病い（主観的な体調の悪さ）を抱えている。しかし医師は、節子の不調を治療が必要な症状、すなわち「病気」としてはみなさない。

でも仮に、節子が資産家や政治家の娘であったら？　人道的であろうとする医師の元に連れていかれていたら？　2024年の日本にタイムスリップしていたら？　彼女が受けた扱いは一変する可能性が高い。映画とは比べものにならないほど手厚い治療を受けた可能性。当時は知られていなかった病名がついた可能性。彼女の置かれた状況が報道され、社会問題に発展する可能性も考えられる。

つまり彼女の抱える疾病と病いが違う社会化の過程を辿れば、それらは治療すべき「病気」に昇格した可能性が大いにある。

これが「疾病」＋「病い」＝「病気」という等式をヤングが解体した一つの理由だ。疾病や病いは、存在するだけで病気とみなされ、治療の対象となるわけではない。なぜなら疾病と病いは、社会化の過程を経て、初めて病気として介入の対象とみなされるからだ。

新型コロナと出会い直す際、疾病と病いが社会化される過程に着目し、その結果を合わせて病気とみなす医療人類学の定義は有用である。コロナほど社会化され、特異な扱いを受けるに至った病気は近年ほかにない。しかしそうであるにもかかわらず、コロナの報道は明らかに「病気」＝「疾病」＋「病い」を前提として続けられていたからである。

コロナと謝罪

医療人類学的な病気の理解を深めるためもう一つの例を紹介しよう。

コロナが5類に移行して間もない2023年6月21日、TOKYO FMのラジオ番組「Blue Ocean」に出演した際、自分にコロナをうつした友人が謝らないのでいら立つ、という投稿が紹介された。コロナ禍以降、マスクを外して会話したのはこの時だけ。その1回でコロナに罹患《りかん》したことに、投稿者はやりきれない思いを抱えているようだった。

このやりきれなさに共感した上で、次のように考えてみたい。私たちが風邪とか、インフルエンザとか、細菌性の胃腸炎とかに罹《かか》った際、感染源が誰かを突き止め、その人に謝罪を求めたり、謝罪がないと憤ったりすることがあるだろうか？

このようなことをする人はまれであろう。しかしコロナの場合、罹患したことに謝罪をする、うつしたことに謝罪をするといったことが頻繁に起こった。私自身もコロナに罹患した際、自分が発生源だと確信した友人から平身低頭謝られて驚いたことがある。

コロナはなぜ、謝罪をしたくなる／求めたくなるほどの病気になったのだろう？　それを考えるには、新型コロナが、どのような社会化を経て病気になったのかを見る必要がある。

感染者の家に誹謗《ひぼう》中傷が届く。感染者の周りの者が濃厚接触者になり長期間の自宅待機を課される。感染が広がる度に医療崩壊が連呼される。関係者から感染者が1人出ただけでイベントや大会が中止になり、出場辞退が相次ぐ。このような状況を日々見ていれば、謝罪をせねばならない、謝るべきだという認識が人々の中に内面化されるのは当然であろう。新型コロナという疾患が辿ったこれらの社会化の過程が、新型コロナを謝罪が必要な病気に仕立て上げたのである。

心身の不調を、疾病、病い、病気といった形に分け、その中で理解しようとすることはなじみがないため混乱を生ずるかもしれない。しかしこの分類に慣れてくると、確かにそこにあるけれど、輪郭のうまくつかめなかったコロナをめぐる現象が少しだけ明瞭になる。疾病の世界では、新型コロナが変異株（デルタ株、オミクロン株など）、変異株の亜種（オミクロン株BA.1、BA.2など）といった形に細分化され、それぞれの詳細をつかむための研究が進められた。これと同じように医療人類学は、人間が抱える心身の不調を、それぞれが暮らす社会の中に位置づけながら分類し、その包括的な理解を試みる。そのための一つの道具立てが、疾病、病い、病気という概念セットなのだ。

「疾病」と「病い」の報道だけでは不十分

医療人類学の観点から捉えると、疾病という病気の一側面を、かみ砕いてわかりやすく報道し、病いという病気の一側面を闘病記のような形で報道すれば、ある病気に関する情報発信が十分になるわけではないことがわかる。

ヤングが、「疾病」＋「病い」＝「病気」の等式を否定したように、この等式を前提としただけでは、新型コロナが社会化を経て病気になる過程をみることができない。言い換えると、このやり方では「なぜこのような形で新型コロナの報道がなされるのか」、「当事者はなぜこのような言葉を選んで新型コロナを説明するのか」といった、疾病と病いが病気として流通し、ある形で理解される過程がみえづらくなってしまうのである。

このような医療人類学の視点を用い、次節では新型コロナをめぐる報道のあり方を検証しよう。

3 事例検証：感染者相関図が作った病気

さて、あなたは「新型コロナ」という病気が存在することをどうやって知っただろう？多くの人が罹患し、亡くなり、世界中がパニックに包まれた過程を鑑みれば、馬鹿らしい問いに聞こえるかもしれない。

しかし、武漢《ぶかん》肺炎とか、新型肺炎とか呼ばれたりしながら、徐々に「新型コロナ」で名称が統一されていった2020年春、国内に感染者はほとんどいなかった。私たちのほとんどは、この病気の存在を、実際に罹るのではなく、情報によって知るに至る。

つまり哲学者の市川浩《ひろし》の言葉を借りれば[3]、新型コロナは身体を使って実際に感じ取る「直接経験」を欠いたまま、「情報経験」のみが圧倒的に先行する形でその存在が知られていったのだ。

これまで私は、医療人類学の概念である「疾病」「病い」「病気」を用い、病気は私たちの認識を離れて、ただそこにモノのように存在するのではなく、社会化の過程を経てその存在が立ち現れると記した。ここからはこの見方を具体例に当てはめる。

参照するのは、福井県の地方紙である福井新聞の報道だ。福井県を取り上げることには三つ理由がある。まず一つには、福井新聞の県内普及率が全国2位（56・2%）であること。[4] 県内の2軒に1軒以上が福井新聞を日々目にしている状況は分析対象としてふさわしい。

二つ目は、2020年3月から4月にかけて、県内感染者が120人余りであったことだ。県民総人口75万人から換算すると、県内感染者は5千人に1人にも満たない。これは福井県民のほぼ全員が、直接経験を欠いた形で新型コロナを学んだということを意味する。

三つ目の理由は、同年4月1日から25日にかけ、県の公式発表をもとにした、感染者相関図が福井新聞に掲載・更新され続けたことだ。相関図は反響を呼び、保健所が行う感染者の行動履歴調査に影響を与えるまでになった。つまり、報道が社会化の媒介として働いた一例として、福井県を取り上げたいのである。

「感染者相関図」掲載までの経緯

感染者相関図のデザインは時期によって違いがあるものの、ほぼ全ての期間において、感染判明順に番号が振られ、感染経路が線で結ばれ、感染理由が文字で記された。例えば感染者8番と10番が飲食店で会食をしていた場合、8番と10番が線で結ばれ、その下に「飲食店で会食」といった記載がなされる。感染者が県外にいた場合は、その都道府県名も記された。この図が毎日更新されたため、読者は感染者が増加する様をひと目で把握することができるようになったのだ。

では、福井新聞はどのような経緯で、関係図の掲載に至ったのか？ その背景をまず追ってみたい。福井県が県内初の感染者の発表をしたのは、3月18日の深夜11時。県は、感染者が50代男性・会社役員であり、3月初旬に東京に滞在していたこと、濃厚接触者は5人であり、17日夜に飲食店で会食をしていたといった大まかな情報を報じた。[5,6] しかし翌19日には、地元の化学メーカー・日華《にっか》化学が、その感染者は同社の社長であることを公表する。

日華化学はなぜ実名公表に至ったのか。福井市で聞き取りを続けると、匿名化された情報でも個人の特定がしやすい土地柄であることが見えてきた。実際、現地での取材中、複数の人が、感染者の実名が会見より先にＬＩＮＥで回ってきていたため、県の記者会見は答え合わせのようだったと語っている。

福井市は人口25万人ほど。北陸地方の県庁所在市で最も小規模の都市である。飲食街は限られているため、「福井市在住の男性会社役員が繁華街で会食」と聞いただけで、それがどこで、どのような場所にあるかの想像はたやすい。

また繁華街の飲食店関係者とそこに来る客は、情報の共有・拡散も早い。私はその繁華街に18日に飲みに行っていた男性の話をたまたま聞くことができた。彼は記者会見より前に、ある飲食店のママが「第1号が出たー」と叫んでいる声を聞いたという。「一瞬で伝わりますよね、飲み屋街の人たちには」と彼は話した。19日に感染者が社長であることを日華化学が直ちに公表した理由には、このような土地柄もあっただろう。

それ以降、福井県では福井市を中心にぽつりぽつりと感染者が報告され始め、福井新聞が初めて相関図を提示する4月1日朝には、感染者は20人にまで増えていた。

ここでまずおさえておきたいのは、福井新聞が相関図を掲載する以前から、手作りの相関図が一部市民の間で出回っていたことだ。感染者に番号を振った実名入りのエクセルシート。それに改変を加えた様々なバージョンの表や図といったものがそれにあたり、それらはSNSで共有されることもあった。

また地元密着型のオンライン掲示板では、感染者の実名が公表されることもあった。仕事上、感染者の実名を知る機会のあった協力者の一人は、これら相関図は、誰と誰が恋愛関係にあるといった臆測を多分に含む情報も記載されていたものの、人定についてはおおよそ正しかったと話す。福井市は、地域内のつながりを残す行政区であるため、感染者情報を持つ人たちから一般市民へと情報が漏れ広がることは十分に考えられるとその協力者は話した。

感染者の実名を暴こうとする行為、それを拡散しようとする行為は、福井県に限らず全国でみられた。福井県においては地域の規模や、人同士の情報が行き交いやすいコミュニティを残す特性上、人定がなされやすかったといえるだろう。

相関図、寄せられた反響

それでは福井新聞が相関図の作成に至った経緯はどのようなものだったのか？　当時現場でコロナの取材に関わった同紙記者・堀は次のように振り返る。

感染者が出始めた頃、堀を含めた取材チームは、県が毎日の会見で発表する感染者情報を整理するために図を作り、共有をしていた。すると、言葉だけだと混乱する情報が一気に明快になる。「わかりやすくて良い」と図は社内で評判となり、「紙面にも載せればいいのでは？」という話の流れで、掲載が決定された。相関図を紙面に掲載すると、驚くほどの反響が読者からあった。堀はその時のことを次のように振り返る。

自分の書いた記事の一つ一つが良かったかどうかって、わからないじゃないですか。読者が記事の感想を言ってくることもあまりありませんし。でもコロナはみんなが当事者。県民みんなが当事者。家族や親戚から「あれめっちゃわかる」って言われて。文字なんかどうでもいいから、あの図は載せてほしい、と言われました。

相関図は実際、市民にどう読まれたのだろう。仕事を引退し、孫の子育てを手伝いながら暮らす女性は、会食をしたり、県外に出たりするとうつりやすいといったことがわかったことは、自身の感染予防に役立ったという。この反応はまさに、福井新聞の記者たちが相関図を作る意義として期待していたものだ。

しかし手作りの相関図を拡散していた人たちが、答え合わせのために福井新聞の図を使うという事態も起こった。県発表をもとに作成される福井新聞の図は、信憑《しんぴょう》性が最も高いと理解されたからだ。結果、この相関図に実名を書き込み、拡散する人たちも現れた。

日々更新される相関図がこれほどまでのインパクトを持った理由は、冒頭で述べた福井新聞の県内購読率約6割という数字が影響したと思われる。堀は、このデータを踏まえてこう回想した。

福井新聞は6割とか7割の普及率とか、地方紙1位とか、2位とかってよく聞いていたけど、現場で記者をやっていて、それを実感することはないじゃないですか。でもこの時はやっぱり感じました。みんなが読んでいる。それだけのことを感じたのは初めてかもしれないですね。記者を二十何年やっていますけど、新聞の意味があるとか、「書く意味があるんだなあ」と思うことは、あの時が一番強かったかもしれないですね。

しかしこの反響の大きさが逆に問題となり、2020年4月19日、堀たちの元に県から非公式で要請が入った。この図に掲載されることをためらい、感染者が行動履歴を話さなくなっている。業務に大変な支障が出ているため掲載をやめてほしい、という内容であった。相関図掲載を同年6月5日に福井新聞自身が振り返った記事にはこうある。[7]

ある保健師は「新聞掲載を恐れ、新たな感染者は過去に誰と接触したかについて口を閉ざしてしまう恐れがあった」。取材した感染者の1人からも「相関図の連日の掲載が誹謗中傷の一因になった」と批判を受けた。

　堀たちは、ゴシップを広めたいわけでも、誹謗中傷の種をまきたいわけでもなく、あくまで新型コロナがどのような病気であるかを知らせたかった。しかもやっていたことは、県の公式発表を忠実に図式化しただけ。しかしそれが問題になっている。

　図の掲載をやめるかどうかについては社内で多少の議論があったと、当時堀の上司として現場記者の声に耳を傾けていた編集局の泉は振り返る。

　新聞は実名報道を原則とするメディアであり、実名報道はたとえそれが報道された本人に悪影響を与えたとしても、それを上回る社会的意義があると判断されるからこそ行われる。しかも今回は実名報道ですらない。

　これまでにないほど読者から好評を得ている図、つまり社会的意義があると感じられる情報を、県から要請されたといって直ちに差し止めていいものなのか……。

　議論の結果、堀たちは、まず関係図の番号を削除し、感染の順番がわからない形の掲載に切り替えた。しかしこれを1週間続けた後の4月26日、掲載自体を取りやめる。

　理由は、保健所の業務に支障が出ている現状は変わらず、これでは逆に感染拡大に寄与しかねないこと。この図が誹謗中傷の火種になっていること。予防の仕方を市民が認知してきたため、掲載をやめても感染拡大にはつながらないといった判断があった。

掲載を中止後、「あれを楽しみにしていたのに何でやめたんや」といった声が堀の元に届いた。しかし当時の状況を振り返るにあたり、掲載中止の判断は適切だったと泉と堀は述べる。

自分がこれに載ってはいけない

他方で自分が相関図に掲載される可能性を県民はどう理解していたのだろう。中学校教員の女性に取材すると、当時の思いをこのように振り返った。

「自分がこれ（＝相関図）に載ってはいけない。それが怖い」

彼女は、コロナ禍の初期、公園の遊具に自分の子どもがさわるのも怖いと感じるほど徹底した感染対策をとっていた。それはもちろん、教員である自分が感染者になった場合の影響が予想できたからでもある。

しかし同時に感染図のことも頭をよぎった。自分がもし感染すれば、感染者番号の下に「教員」と記載がなされるだろう。記事本文には、学校名も記載され、県外に行っていたら、それも漏れなく記載される。

そのような状況で人定がなされたら「教員なのに、なんで県外に行っていたんだ」という冷ややかな視線を浴びることは必至だ。それだけは絶対に避けたい。2022年のインタビューの時点でいまだ県外に出ることを控えていた彼女は、このように当時を振り返る。

「ストーリー」を圧縮した絵として機能

他方「第1号が出たー」と飲食店のママが叫ぶ場面に居合わせた男性は、この図が意図せず発した物語《ストーリー》について興味深い言及をした。

（福井県内での1人目の感染者が地元企業の社長だったことに対し）どこの誰でもないサラリーマンが1号だったら、そこまで騒ぎにならなかったと思うんです。でもある種、ねたまれやすい、良い身分の人が先陣を切ってコロナに罹った。しかも、皆が県外出張を自粛し始めたタイミングで、東京に出かけていたわけです。しかもその第1号が、東京でたとえたら、誰？　わかんないですけど、楽天の三木谷《みきたに》さんとか、都知事とか、そういう人が1号感染者になったくらいのインパクトがあった。

福井県人って、疫学的に絶対に感染しないような場所でも過剰防衛をして相当気をつける傾向がある。「当事者になったら嫌だ」みたいなのもある。警報発令中は出歩かないといった心がけをしたりとか、感染予防を学校が徹底し始めたりとか、そういう流れの中で、「一部の大人たちが飲み散らかしたなれの果て」といったストーリーができ、その中で、感染者の樹形図までが現れた。感染者が複数発生した場所は、ことごとく夜の店だったんですけど、特に初期の頃はそこだけがクローズアップされていきました。

男性の見解は、報道を見ても裏付けられる。例えば4月12日の福井新聞朝刊社会面では、夜の街を介在して新型コロナが広がっていること、都内の風俗店で働く女性が、営業自粛の影響で地方に移るといった情報が掲載された。

パンデミックの初期、新型コロナは福井県において、「夜の街で遊んでいる人がなる病気」「不注意に県外に出た人がなる病気」「東京の人が県内に持ち込む病気」というストーリーを媒介にしながら社会化された。製作者の意図とは関係なく、相関図はそのストーリーを圧縮した一枚の絵として機能したのだ。

その結果、新型コロナは、「誰もがなり得る」という注意が表面的にはなされつつも、間違った行いをする人、うかつな人が感染する病気として社会化されたといえるだろう。

加えて、約6割の県民が福井新聞購読者であることを踏まえると、新型コロナのこのような理解は、個人的なものではなく、間違いなく集合的なものであったのだ。新型コロナの社会化は、情報経験に過度に依存した形で、国民全体を巻き込む形で進められた。福井新聞は購読率の高さから、社会化の経緯を追いやすいが、これは日本各地で同様であったはずだ。

それでは、病気の理解が集合的に進められるとどのような感染対策が生み出されるのか。次章は、この問いを深めるため、日本の各地域で呼びかけられた、「県をまたぐ移動の自粛」を取り上げたい。

補論2 不調に名前がつくということ ――「コロナ後遺症」をめぐって

2023年9月7日、ライターの生湯葉《なまゆば》シホさんのエッセイを読んだ。[8] コロナ感染後の後遺症で長い不調を抱えていることを始まりとし、不調を語ることの意味と意義などが、小説家ヴァージニア・ウルフの言葉を引用しながらまとめられている。

ずっと具合が悪かった

実は私は、コロナ後遺症に関して複雑な思いを抱く一人である。コロナはたいしたことない病気と思っているとか、そんなことではない。その理由は30代前半、長引く不調を抱えながら生活をしていたからだ。

どんな不調かというと、1カ月に1回といったペースで頻繁に風邪をひく。風邪をひいたら抜け切らず、だらだら咳が出続ける。熱はないけど倦怠感がひどく、研究どころか暮らし全体に支障が出る。その状態が数週間、ひどい時には3〜4カ月続いてしまう。結果として、具合が悪い状態が年単位で常態化していた。

これに生理がかぶさると凄惨だった。息をして一日暮らしただけで自分を褒めてあげたい。生きるってなんでこんなに辛いんだ。そんな気分になる日もあるほどだった。

医者に行っても、検査で異常が出るわけではない。「そういうこともある」と言われたり、「休養をしっかり」とか、「無理をしないで」とか、そんなよくあるアドバイスをもらったりしながら、いくつかの病院を回った。漢方医に相談し、いろいろな処方を試したこともあった。それは時によく効いた気もするし、そうでなかった時もある気がする。

ところが不思議なことに、不調は30代半ばを過ぎた頃から段々となくなった。結果今私は、人生で一番体調がいいかもしれないと感じながら暮らしている。

なぜ体調が良くなったのか。私なりの理解はあるけれど、それは本題ではないためここには書かない。私が書きたいことは、不調が名付けられることの力だ。

不調に名前がつくということ

ずっと具合が悪かった時期があった。そんな思い出を忘れかけていた頃、新型コロナはやってきて、私もコロナに罹患した。2022年の夏である。

この病気になって思ったこと。それは、名前がつくことの力である。風邪をひくと不調が長引くことは変わらず続いているので、コロナに感染した時もきっと同じことが起こると予想した。予想通りの結果となった。熱が下がった後も、倦怠感がずっと続いていた。「あー、またあれがやってきた」という感じ。

でも周りの反応が違った。まず私の具合の悪さに「後遺症」という名がついた。そして、30代前半の時とは比べものにならないほど周りが心配してくれた。おかげで楽になったし、仕事や締切も快く延期してもらえて大変助かった。

でもその度に30代前半の記憶がよみがえる。私はあの時も全く同じように具合が悪かった。でもあの時は「ストレスじゃない？」とか、「体質じゃない？」とか、「また風邪なのか？」みたいな目線を感じたりした。あの経験は一体なんだったんだろう。

あれだって風邪の「後遺症」だったんじゃないだろうか？ コロナはよく風邪と比較される。「コロナは単なる風邪ではない」ともよく聞く。でも、「単なる風邪」で長いこと「たいしたこと」になっていた私は、この断定文とどう付き合えばいいんだろう？ 名前がつくと、そうでないものとの比較が始まる。これが名前の力。

また、生湯葉さんのエッセイには、後遺症の一つの症状として「ブレインフォグ」という言葉も紹介されていた。サイトの説明によると「脳に霧がかかったようにモヤモヤとして、思考力が低下してボーっとしたり、目の前のことに集中できなかったりする症状」がブレインフォグ。

もしあの時の私の症状が何かの「後遺症」であると認定され、論文がたくさん積み重なってエビデンスもあるとされ、抱えていた倦怠感を「ずっとだるい」じゃなくて、「ブレインフォグ」と表現することができたなら、何かが変わったのだろうか。

多分変わったんだと思う。きっと私も、周りも、私の不調を違うふうに解釈し、違うふうに価値づけ、その結果は、私の具合の悪さの「内容」と「感じ方」に間違いなくフィードバックされていただろう。

でも、それが良い結果を生んだかどうかはわからない。名前があればよかったとも思わない。名前はときに深く優しく、ときにえぐいほど残酷だから。

私は名前のつかない不調とともに数年を暮らし、生湯葉さんは名前のついた不調と暮らしている。どっちの方が大変で、どっちの方が本当かみたいなよくある問いは不毛だ。

不調はそこに確かにあった／確かにある。ただそれだけ。

心身の不調は社会化の過程を経て「病気」となる。自分の感覚としては全く同じ「病い」なのに異なる社会化の過程を経るだけで、扱われ方がここまで変わり、ひいてはそれが感じ方を変えるのだ。

3章

「県外リスク」の作り方

——医療人類学と三つの身体

２０２０年7月。初めての緊急事態宣言が解除されてから約2カ月後のことである。都内でレンタカーを借りると担当者からこんな説明をされた。

「今東京ナンバーだと嫌な思いをされるお客さんがいるので、他県ナンバーをご用意しました」

「お気遣いありがとうございます」と答えつつも、私はこの気遣いに、なんともいえない不気味さを感じた。「東京ナンバー＝感染者」という発想は、差別以外の何ものでもない。ところが、差別される側が、差別をされないために、居住地を隠す行動を「気遣い」の名の下に求められている。何よりもこの車で走ることに確かな安心感を私自身が覚えている。

これは１９８６年に長野県松本市で国内初のＨＩＶ（エイズウイルス）感染者が報告された時と同じ状況だ。あの時も、松本ナンバーのトラックが東京都の市場に入れない、長野県民は宿泊を断られる、松本市民は住所を偽って宿泊をするという事態が起こった[1]。

感染症をめぐる排除・隠蔽《いんぺい》の歴史と車を走らせる私の体験は間違いなくつながっている——。暗澹《あんたん》たる気持ちを抱えながらのドライブであった。

1 事例検証：実は奇妙な「県外リスク」

似たような思いをしたのは私だけではあるまい。2020年から始まったコロナ禍では、国境が閉じられただけでなく、県をまたぐ移動の自粛要請という形で、県境も次々と「閉じ」られた。

それに呼応するように、県外ナンバーに苦情が寄せられるようになり、「○○県在住です」というステッカーを貼った車まで登場した。県外に出たら上司に報告した上で、2週間自粛といったきまりを作った官公庁も現れた。県境なるものがここまで意識されたことはかつてあっただろうか？

そもそも、この要請はどこか変なのである。ウイルスは行政単位を標的にするわけではないから、県境を越えたら感染リスクが高まるといった発想は奇妙だ。これは県内にいたら安心という発想の裏返しでもあるが、なぜ県内にいたら安心なのか。県内で感染者が出ていたら、県内も県外も同じではないか。

マスクをするとか、換気をするとか、体調の悪い時に外出を控えるとか、そういう個別具体的な感染対策に比すると、「県をまたぐな」という要請は説得力に欠ける。しかし、この要請は人々の行動を如実に制限し、県外からの来訪者に冷たい目線が注《そそ》がれる状況を作り出した。

どこか妙でありながら、実際に力を持った県をまたぐ移動の自粛要請。この力の不思議を前章に引き続き、福井県を例に考えたい。なぜなら福井県の公式記録を調べていくと、コロナの県外由来を殊更に強調していた実績があるからだ。

「県外に行ったからだね」と言われたくない

「コロナが始まった頃、やりすぎ、あるいはやらなすぎと感じた感染対策はありましたか」という筆者の質問に対し、公務員の山本（仮名）は、県が毎日開いた記者会見を挙げた。

記者会見で一人ひとりの行動歴を細かく話すのは、そこまでやらなくていいんじゃないかと思いました。でもその半面、県外に出なければいいのかな、という安心感もありました。

「県外・県内というのが大切なんですね」と筆者が返すと、共に取材に協力していた山本の母親が次のように答えた。

「東京に行きました」「大阪に行きました」といった形で感染者の行動歴を結び付けてくるんですよね。もし感染した場合に、「県外に行きましたか」って聞かれるんだな、って思いました。だから、県外に行かなきゃいいのかなと。

県外に行くと電車に乗ることが多くなるので、それでリスクが上がるのかなと思っていました。でも同時に心の中では、県外に行ったからではなく、県外のどこで何をしたかが問題だと思っている。

別に県外に行ったからといってうつるわけではない。県外に行った人が悪いわけじゃない、って思っていたけど。でも自分は行かない。「県外に行ったからだね」と罹った時に言われるのが嫌だ。その一言が怖い。

2人の語りから、県外が危ないという発想の一端は、公式会見から作られていたことがうかがえる。では福井県は、県をまたぐ移動のリスクをどのように発信していたのだろう。

繰り返し強調されたリスク

過去の資料を辿ると、県がこのリスクを繰り返し強調していたことが見えてくる。

例えば、2020年4月15日に、「福井県緊急事態宣言」が発令された際、「(国の)緊急事態宣言の対象地域など他県との往来を自粛する」という一文が「強いお願い」の一つとして啓発ポスターに掲載された。[2] 宣言はゴールデンウィーク明けから段階的に緩和となるが、「都道府県をまたいでの移動は極力避けてください」といった形で注意喚起は継続された。[3]

この要請は2021年に入るとさらに強力になる。例えば2月23日に出されたポスターでは、他県への出張や帰省をした家族がいる場合、家庭内でもマスクを着用するよう呼びかけがなされ、[4] 来県者に向けては、移動前から感染対策を徹底するよう呼びかけるそれが公開された。[5] 約半年後の同年8月6日、福井県緊急事態宣言が再び発令された際も同様だ。知事は会見の冒頭で、感染のほとんどが県外から持ち込まれているとし、帰省や出張など県境をまたぐ移動は延期・中止を求めた。[6]

これだけではない。感染経路としての「県外」は、福井県新型コロナウイルス感染症対策本部が作成する振り返り資料において、2020年の11月から登場するが、ここでもやはり感染経路としての「県外」が殊更に強調される。[7] 例えば2021年3月から10月までの感染状況を振り返った資料では、「従来と同様に、県外由来と推定される感染事例が多かった」とあり、別ページには「県外由来の系統が9割を超えていた」とある。この見立ては2022年以降も続き、同年1月に県が公開した資料には、オミクロン株感染者が県内でも報告されたことと、全ての感染者に県外滞在歴があることが記され、県境をまたぐ移動のリスクが再び強調される。[8]

県の発表は、事業者や病院施設にも影響を与えたようだ。例えばフィールドワークでは、ワクチン未接種の社員に県外出張をさせない事業者、受付でアンケートを配布し県外移動の有無を「はい」か「いいえ」で答えさせる病院の話を聞いた。県境をまたぐことがリスクとして繰り返し強調されることで、県境が浮き上がり、そのリスクが実体化していく様子が見てとれる。

とはいえ、この要請が持つ奇妙さには県民も気がついていた。先の山本は、2022年春の時点においても県外移動を控え、県外で開催される冠婚葬祭の参加も辞退していた。しかし同時に次のようにも述べる。

福井市から、石川県加賀市と、福井県小浜《おばま》市に行くのとを比べると、小浜の方が遠い。でも、小浜は県内やしな……みたいな。変な矛盾が生まれている。

「県外」というカテゴリーの奇妙さ

同様の違和感は、2021年8月、朝日新聞デジタルでも記事化された。「感染者の「県外由来」強調する福井県　県境はリスクか」と名付けられた記事[9]では、前半部で2名の識者の意見が紹介される。1人目は、感染症に詳しい東京医科大の濱田篤郎《はまだあつお》特任教授であり、彼はこの方針を支持した。他方、医療ガバナンス研究所理事長の上昌広《かみまさひろ》医師は、福井県内を南から北に移動するのはよいのに、県をまたいだら危険とするのは筋が通らないと指摘する。

また本記事では、「県外由来」の定義も解説される。記事によると次の二つが県外由来の感染だ。

①県外を訪れたり、県外の人と接触したりして感染した人
②その感染者がつくる新たな感染の系譜に連なるすべての人

記事はこれを踏まえた上で、「県外由来が○割」という主張は、排他的メッセージにな

りかねないと批判する。しかしそれ以前に、県外滞在歴や県外からの来訪者との接触事実を感染理由の根拠とすることに無理がある。なぜなら福井県は、2020年3月という早いうちから感染者の報告があった地域であるからだ。これを踏まえると、県外訪問時でなく、帰県してから県内で感染した可能性、県外の人との接触時でなく、県民との接触時に感染した可能性も考えられるだろう。ところが「県外」となんらかの接触があったという事実が、他の可能性を全て押しのけ感染理由とみなされる。

感染経路としての「県外」設定は、次の点でも奇妙である。

対策会議が作成した振り返り資料では、感染経路が、飲食店、家族、会社同僚等、医療施設、介護事業所、県外と分けられている。つまり、「県外」のみが「〜でない」というカテゴリー、それ以外は「〜である」というカテゴリーだ。感染経路が「家族外」と記されていたら、それはつまりどこなのか、と問いたくなるだろう。しかし「県外」の場合、そのような批判は起こらない。

また飲食店はどこにでもあるし、会社同僚などとの会合は県の内外問わず行われるため、「飲食店」や「会社同僚等」といった「〜である」のカテゴリーに含めることができるはずだ。しかしそのような仕分けはなされず、論理的には宙に浮いた「県外」カテゴリーが強調された。

「県外」というカテゴリーはなぜ力を持ったのか？　ここでまず参考にしたいのが、先の山本親子の話である。2人は「福井県民はみんな真面目」と述べた後、連休中に感じた戸惑いを次のように話してくれた。

山　本　GWの時とか、私たちはとどまっているのに県外からやっぱり来るんですよ。田舎だからっていってね。

山本母　海岸とか行くとね。

山　本　私たちは福井から出ないように我慢しているのに。ウイルス持ってるかもしれないんだから、来ないでよって。バンバン県外車がいるんですよ。ドライブしたりとか。今は見ないけど。「私は県内在住者」ですっていうステッカーも見ました。「こんなんあるんやー、その人は嫌がらせされたのかな」と思って。でも平日走っているのは、県内の人だろうなと思うけど、GWとか、連休とか、そういうタイミングで、観光地とか、海の方に気晴らしにドライブに行って県外車ばっかりだったりすると、「旅行に来たのかな……自分たちも行きたいんだけどな」って思った。

磯　野　県民としては頑張っているのに。

山本　うん。でも「私たちは我慢しているのに」と思う半面、「私たちも出かけてもいいのかな。いつまでこうしていればいいんだろう」とも思いました。

しかし県外の人が油断してやってくるという状況は実際起こっていたのだろうか。これについては、福井県が興味深いデータを出している。２０２０年7月の資料によると、山本が県外車の多さを感じた4月下旬からGWにかけての県外からの流入は、平日がおよそ20％減、土日・休日においては、およそ35％から45％減となっている。[10] 出かけた場所にとりわけ県外車があったという状況はもちろん考えられるが、統計的に見ると県外流入は減っていた。

ここから考えられるのは、県外流入が増えたから県外車に気づいたというより、県外車に目を留めやすい状況が作られていたということだ。先の上《かみ》氏は、「県境というのは行政中心の話で、住民目線になっていません」と県の対応を批判する。私もこれに同意するが、医療人類学者として私が注目したいのは、行政目線の境界を、住民目線の境界に変換することに、県が成功したことである。

医療人類学的に捉えると、これは身体統治の成功だ。言い換えると、福井県が県民の身体感覚を情報発信により操作し、意図した方向に動かすことに成功したということである。政治による身体統治の問題に迫るため、次節からは「個人的身体」「社会的身体」「政治的身体」という三つの理論用語を導入し解説したい。

2 個人的身体・社会的身体・政治的身体

身体とはなんだろう?

身体は私たちにとってあまりにも自明な存在であるため、改めて聞かれると答えにくい。しかしコロナをめぐる政府、自治体、報道機関、さらには専門家からの情報発信を検証するにあたり、「不要不急」「新しい生活様式」「県をまたぐ移動の自粛の要請」など頻回に発せられた言葉の後ろにある「身体の前提」、つまり私たちが暗黙のうちに持つ身体についての理解を探ることは重要だ。なぜならそれを発見することで、積極的な情報発信を担った組織や個人が身体をどのように捉え、何に価値を置き、言葉を発していたかが明らかになるからである。

この問いに答えるため、1987年に米国で創刊された医療人類学の専門雑誌『Medical Anthropology Quarterly』の創刊号・巻頭論文を参照したい。[11] 著者であるナンシー・

シェーパー＝ヒューズとマーガレット・ロックは、本論文において身体を「個人的身体」（＝The individual body）、「社会的身体」（＝The social body）、「政治的身体」（＝The body politic）の三つに分けて解説する。本論文を読むと、コロナ禍の情報発信が、医学や疫学に基づく身体理解を自明視し、それ以外の身体理解をないがしろにしていたことがよくわかる。医学・疫学に基づく身体理解とは、身体をモノの集合体とみなして分析し数値を用いて評価すること。社会を複数の身体の集まりと捉えて数字に変換することで、未来が予想できると考えるものの見方である。

1章と2章で述べたように、コロナ禍では、医学・疫学の専門家が力を持った。データという数字で何事かが提示され、これこそが正しい客観的な情報だから従いなさいと言われると、それら知識を持たない素人が、言い返すことは難しい。しかしどれだけ客観的に見えるデータでも、その生成と発信にはある価値や意図をもった人が介在し、発信にはそれらが含まれる。

だからこそ、医学や疫学の素人である私たちは、これら学問の英知に敬意を払いながらも、客観的に見える情報の裏にある、発信者の価値観や意図を敏感に読み取る必要がある。その理由は明確で、私たちは単なるモノや数字以上の存在であるし、どんな専門家であっても、私たちがどう生きるべきかを決めることはできないからだ。

医療人類学は、私たちの身体が、社会の中でどのように作られるのか、どのような力に影響され、操作されるのかを明らかにする。その状況について敏感になることは、自分のみならず、共に暮らす人々のいのちを大切にする営みにつながっていくはずだ。これから提示する三つの身体概念が、そのための一助となることを願いながら解説を進めたい。

個人的身体——「私がいる」という感覚

私たちは、「私がいる」という感覚を多かれ少なかれ持ちながら生きている。自分自身が他とは切り離され別個に存在している感覚といってもよい。例えば電車に乗った際、隣にいる人の身体を自分と感じることはないし、一人で部屋にいる時、目の前に置かれたペンを自分だと感じることもないだろう。もちろん「どこまでが自分であるか」といった問いをあえて立て、考えてみることはできる。その感覚について狂いが生ずる場合ももちろんある。

しかしそれを差し置いてもなお、「私がいる」という感覚は歴史や地域を問わず、多くの人間に共有されてきたものであるはずだ。「個人的身体」の根幹はこの実感に根付いている。

とはいえ、「個人的身体」がどのように感じられ、理解されるかは、時代や地域に応じて多様である。例えば私たちは、ウイルスに感染して体調が悪いというように、不調を生物学的観点から理解することに慣れ親しんでいる。このため、体調不良を魂の状態や、悪霊の仕業に結び付けられると、それは科学的ではないとか、間違っていると否定をしたくなる。

しかし医療人類学的に重要なのは、それが何らかの判断基準に照らして正しいか、間違っているかではない。そうではなく、魂や悪霊の存在を肯定する文化とそうでない文化では、「個人的身体のあり方」、言い換えると、身体の感じられ方、理解のされ方、語られ方が異なるということだ。個人的身体は、自分を取り巻く世界との関わりの中で立ち現れる。

日本社会における個人的身体を病気との関連で考える際、疫学の影響を無視することはできない。疫学にピンとこない読者は、「エビデンスに基づく」とか、「X%の確率で○○病になるリスクがある」と言われる時のことを思い出してほしい。

ここで目を向けたいのは、疫学的データに個人的身体のあり様を一変する力がある点だ。例えば、今あなたが何の不調も抱えていなかったとする。しかし「エビデンスに基づくと、あなたが脳梗塞《こうそく》になる可能性はX%です」と言われれば、あなたの個人的身体のあり様は一変してしまうはずだ。

例えば私は、循環器疾患のフィールドワークでこんなシーンを見た。ある患者が、入浴後に脈が速くなったことを、脳梗塞の前触れと心配しているのである。入浴後に心拍数が上がることはよくあることだ。だから、取り立てて驚くことではない。しかしこの患者は脳梗塞のリスクが上がるタイプの不整脈を抱えており、そのことを医師から告げられていた。つまり、与えられた疫学的情報が、入浴後の心拍数増加を脳梗塞の前触れと感じさせる個人的身体を作り上げたのである。* 疫学的データは単なる数値ではない。それは、身体の感じられ方という繊細な部分に肉薄する力を持つ。

コロナ禍では、ワクチンやマスクの効果など、さまざまな場面で疫学が活躍した。「何もしなければ42万人死ぬ」という疫学に基づいた言葉が、どれだけの人々の個人的身体のあり様を変えたかを振り返れば、この力の巨大さは明白である。

それでは2番目の身体としての「社会的身体」の解説に移ろう。「社会的身体」を理解するためのポイントは、その名が示す通り、社会と個人の連関である。

社会的身体——トイレットペーパーはなぜ売り切れたのか

人間の肉体に刻み込まれるものは社会のイメージなのだ。

これは、人類学者メアリ・ダグラスが記した『汚穢《けがれ》と禁忌』に登場する有名な一節である。[12] この一節は次のように言い換えることも可能だ。

人々が身体をどのように感じ、語り、ふるまうかを丁寧に眺めると、それを通じて、かれらが暮らす社会そのもののあり方が見えてくる。身体を語ることは社会を語ることでもあるのだ。

社会的身体の一つの例は、機械用語を用いて身体を表す表現である。例えば、疲れ切って動けないことを「ガソリンが切れる」と表現したり、勢いづく・やる気が出ることを「エンジンがかかる」と言ったりする。車が重要な社会では、身体が車のように表現されるのだ。しかし時代が下り、パソコンやスマホなどの電子機器が暮らしを席巻《せっけん》するようになると、身体の比喩に変化が生ずる。体の調子を整えることを「メンテナンス」と言ったり、栄養を摂ることを「チャージする」と表現したり、人の良し悪しを「スペック」にたとえたりする。私たちの現在の生活は、IT機器に大きく依存するため、そのイメージが身体の表現に還流するのである。

＊ 本エピソードの詳細は拙著『医療者が語る答えなき世界——「いのちの守り人」の人類学』（ちくま新書）、『他者と生きる——リスク・病い・死をめぐる人類学』（集英社新書）に詳しく掲載されている。

ここで見逃してはならないのが、これら表現が生き方そのものに侵入する点だ。例えば昨今、リスキリングとか、アンガーマネジメントといった活動が大変盛んだが、これらもIT機器のイメージが人間の身体に引き取られた現象としてみなすことが可能だ。

IT機器は、いつまでも〝アップデート〟できる。いついかなる時も同じパフォーマンスを発揮することが期待され、それが評価の基準となる。IT機器のこのような特徴は、本来人間の弱点を補うためにあったはずだ。しかしこれらが世界を席巻した結果、IT機器と似たような動きをすることが、人間にも求められる。つまり、リスキリングで自分をアップデートし続け、アンガーマネジメントで感情の乱れを鎮め、自分のスペックを一定に保てというわけだ。「社会的身体」は、このような形で社会の至る所に顔を出し、個人的身体のあり方に多大なる影響を与える。

トイレットペーパーと境界

さらに興味深いことに先のメアリ・ダグラスは、集団が危機に陥る時、境界周囲の警備が強化され、その様相は構成員の身体に映し出されると述べる。身体の境界の最たるもの。それは、物を取り入れる「口」と、排出を担う「お尻」である。

コロナ禍の初期、マスクが売り切れると同時に、トイレットペーパーも売り切れた。この現象について社会心理学などの専門家は、何かがなくなると言われると、人は焦ってそれを手に入れようとするため、デマであった予言が成就するといった解説を施した[13]。

しかしもう一歩踏み込むと、こう問うこともできる。大根や、せっけんではなく、なぜトイレットペーパーなのかと。生活必需品だから、と考える人もいるかもしれない。しかし、歴史地理学者の湯澤規子《ゆざわのりこ》によれば、お尻をきれいにするために、日本で広く紙が使われるようになっていったのは第2次世界大戦以降。それ以前は、ワラや葉っぱ、木片や海藻などが使われていた（江戸時代には浅草紙も使われたが、「紙」が主流になるのは大戦後であった）[14]。トイレットペーパーがなくとも間違いなく生きていけるし、なければ代替することも可能だ。しかし人はトイレットペーパーがなくなることを恐れ、店に押し寄せた。

私はこの現象をダグラスを想起しながら眺めていた。社会が危機にさらされ、ありとあらゆる境界が閉じられ始めると、人々は、個人的身体の境界である口とお尻の警備を強化したくなる。だからマスクだけでなく、トイレットペーパーの在庫も心配になってしまう。トイレットペーパーが売り切れる店がコロナ禍初期に続出したのは、ダグラスの理論に則《のっと》るとすこぶる合理的なのである。

ある肥満予防キャンペーン

ここで、社会的身体の有用性をもう一つ述べておきたい。それは、身体が人格と地位を映し出す容器であることが明確になる点だ。

例えば、20世紀後半から、太っていることは、病気の兆候とみなされるだけでなく、自己管理のできない怠惰な人間の証しであるかのようにみなされるようになった。体形には個人差があるため、太っていることと怠惰であることが結び付くかはわからない。しかし太っていることがそのような表象を持ち始めると、そのような人間と思われないためにダイエットにいそしむ個人が増えてくる。表向きは健康のためと豪語していても、実際は、他者評価を気にしてダイエットをしている人は相当な数にのぼるだろう。

もう一つ踏まえておきたいのは、身体にその人の社会的地位が映し出されるということだ。例えば、20世紀中盤に南アフリカのダーバンで作製された肥満予防キャンペーンのためのポスターは、机の下を楽々掃除する痩せた女性と、テーブルを支えにして姿勢を保持する女性の2人を描き、「どちらが好きですか?」というキャプションを添えていた。肥満予防のキャンペーンであることを鑑みれば、ポスターが示したかったのは、掃除する女性の方が健康的であるということだろう。しかし地元民は、このポスターを裕福な女主人が、栄養失調の召使に指示を出す絵として読み取ったという。なぜならこの地域では太っている身体は、裕福さと健康を表象していたからだ。[15]

それぞれの時代や地域において理想とされる身体には多様性がある。しかし理想とされる身体が、優れた人格や地位の高さを表すことは変わらない。今の日本社会では「ありのままのあなた」といった言葉が称揚されるが、身体がある限り外見がその人についての何事かを表すことは避けられず、それが何を表象するかは、その時々の社会のあり方に影響を受けるのだ。

「県外リスク」の正体

個人的身体と社会的身体の概念を用いると、コロナ禍で繰り返された「県外リスク」の正体がはっきりする。

本章で取り上げた福井県をはじめとする自治体は、県外リスクを殊更に強調し、報道機関はそれに追随した。その結果、県外に出た身体は、「他者のことを思いやることのできない人。不要不急の行動をし、感染リスクを上げる危ない人」という表象を持つに至った。

この表象は、県の公式会見やポスター、新聞記事などで繰り返しほのめかされ、個人的身体のレベルにしっかりと入り込んだ。その結果、ダイエットにいそしむ人が太ることに反射的に罪悪感を覚えるように、「県外に出ると危ない」「県外に行く人は良からぬ人」と直感的に感じられる個人的身体が作り上げられたのである。

さて、これまでの議論で県境を越えると危ないという身体感覚が自治体や報道機関、あるいは医療専門家といった権威により作り上げられたことが明らかになった。このような身体と権威の絡み付きをもう少し詳細に理解できないだろうか。この理解に進むためには、個人的身体、社会的身体のアプローチだけでは不足である。必要なのは、身体と権力の関係性に目を向けることのできる概念、つまり三つ目の身体である「政治的身体」の導入だ。

政治的身体――「あなたのため」を装った権力の介入

「政治的身体」という堅苦しいワードを理解するためのポイントは、「人々が○○のように動くことで得をするのは誰か？」という問いを立てることだ。

例えば、私がかつて調査を行ったシンガポールでは、人口過多の懸念がある時代は、「2人で止めよう」（Stop at Two）とか、「2人で十分」（Two is enough）とかいった出産の制限を促すメッセージが政府から流されていた。しかし少子化の予兆が見え始めると、「3人、可能ならもっと子どもを持ちましょう」（Have three, or more if you can afford it）という形にメッセージが一転し、多子世帯への補助金も増額された[16]。

人口調整は国家にとって最大の関心事の一つである。ゆえに国家は、自分たちの利益が最大化するよう、メッセージを発したり、制度を変えたりと工夫を凝らし、生殖というプライベートな部分への介入を試みる。

シンガポールの話は、政治的身体の事例としてわかりやすい。しかし権力の身体への介入は、政府の標語を見ていれば全て察知できるわけではない。むしろ私たちが注意を向けるべきは、一見自発的になされるように見える言動が、権力の介入を受けていること。「あなたのため」を装いながら、権力が身体に介入してくることである。

身体刑の消滅――フーコーによる分析

ここで近代以降の社会における身体が、どのように権力の介入を受けるのかを分析したミシェル・フーコーの論を参考にしよう。20世紀最大の哲学者と言われるフランスのフーコーは、1975年に出版された『監獄の誕生』[17]の中で18世紀中盤から19世紀中盤にかけて刑罰の様式が大きく変化したことを指摘する。それは一言でいうと「身体刑の消滅」だ。

受刑者の手足を馬につなぎ、大衆の面前で四つ裂きにするといった身体刑は19世紀に入ると姿を消した。代わりに登場したのが、受刑者を刑務所などに閉じ込め、日常の一挙手一投足を管理する形の懲罰である。フーコーはその例として「1回太鼓が打ち鳴らされると起床し、着衣する。2回目の太鼓で、寝床から降りて寝具を整頓する。3回目の太鼓で整列する」といった、パリ少年感化院の規則を参照する。少年感化院では、起きてから寝るまでの全ての動作が事細かく決定されている。一般的にこのような変化は、身体への苦痛を減らし、懲罰が穏やかさと心遣いに満ちたという理解において、「人間らしさ」の増大とされてきた。

対してフーコーは、この変化の本質は思いやりの増加ではなく、懲罰の対象が身体から別のものに移行したことにあるとし、次のように喝破する。

> 対象がもはや身体ではない以上、それは精神だというわけである。身体に猛威をふるった罪ほろぼしの後に続くべきは、心・思考・意志・素質などにたいして深く作用すべき懲罰なのだ。

近代以降の懲罰において、身体は最終地点ではなく、媒介である。身体に細かな規律を課し、それを繰り返させることで、懲罰の効果を精神に届かせることが目指される。更生プログラムの目的は、人間そのものの作り替えなのだ。

「活動的に服従する」人間

『監獄の誕生』で注目すべきは、この議論が監獄にとどまらず、近代以降の社会における身体管理のあり様を鋭く突く点である。フーコーについて幅広い著作のある重田園江《おもだそのえ》は『ミシェル・フーコー――近代を裏から読む』[18]において、次のように解説する。

規律型の権力に慣らされた人間は、身体の細部に至るまで生産性を高める訓練を受け、その意味では高い能力を身につける。だがそれと同時に、命令への服従、秩序への半ば無思考の従属を受け容れている。上官のかけ声一つで定型化された動作をくり返す兵士、教室で一心不乱にノートをとる生徒、私語もなく流れ作業に従事する労働者などを思い浮かべるとよい。

「規律型の権力」とは、重田の言葉に則ると、活動的に服従する人間を作り出すためのテクニックを行使することである。

ここでいう「テクニック」とは、整列の仕方を事細かに指示したり、分刻みのスケジュールで勉強や仕事のやり方を管理したりというように、人々の暮らしを権力が望ましいと考える状態に組み替える技術のことを指す。これらテクニックは懲罰として我々に科されるわけではない。しかしこれらは更生プログラムと同じ仕組みを使い、私たちの精神に確実に影響を及ぼす。

例えば、重田が例として挙げるように、学校で課される意味不明な規則に違和感を覚えながらも従い続けた読者は多いだろう。しかしそれらに則るうちに、私たちはそれらきまりに疑問を抱かなくなり、ルールの枠内で生産的な活動をするようになる。「それが賢い生き方だから」というわけだ。

しかしその結果として「活動的に服従する」身体が出来上がる。しかもその介入は「あなたの未来のため」といった思いやりたっぷりな呼びかけとともになされるため、そこに権力の介入があることには気付きにくい。

これを良いことととるか、不気味なこととととるかは、個々の価値観によって判断が分かれるだろう。しかしもしあなたが多様性とか、個性とかいったことを気にかける人であれば、優しさをまとって暮らしに侵入しようとする規律訓練には敏感であるべきだ。なぜならこの訓練は身体を通して個々の精神に働きかけ、感じ方そのものを変化させてしまうからである。

3 県をまたぐ移動の自粛要請はなぜ「大成功」を収めたか

県をまたぐ移動の自粛要請に伴って起こった現象を個人的身体、社会的身体、政治的身体の概念を用いて分析すると、次のような解答が得られる。

すでに指摘したように、ウイルスは自治体単位で襲ってくるわけではない。このため県境を越えたら感染リスクが上がるという考えは奇妙だ。しかし県境をまたぐことは良からぬことであるという道徳的実感が、自治体や報道機関が繰り返した情報発信により、個人的身体に埋め込まれた。その結果、県をまたいだ身体は、「県内の感染リスクを上昇させる要因」「しかるべき道徳を欠いた人」という刻印を帯びるようになる。これは、太っている身体に「自己管理ができない人」という刻印が押されてしまうことと同じ、社会的身体のレベルで起こった現象だ。

それではなぜこのような個人的身体、社会的身体が生まれたのか。政治的身体の観点をとると、その答えは明らかであろう。それは、「県をまたぐ移動の自粛要請」が、県を管理する人々の目線を県民に埋め込むためのプロジェクトであったからである。

良し悪しはさておきこのプロジェクトは大成功を収めた。なぜなら多くの人々が、なんだか変だと思いつつも、この要請に素直に従い、県境を越えることに罪悪感を持ったり、恐怖感を抱いたり、県外から来る人に冷ややかな目線を浴びせたりしたからである。

県をまたぐ移動の自粛要請は、コロナが人と人との接触を通して感染するという大枠の点において、意味があったといえるだろう。また自治体レベルのコロナ対策は国の指令の下にありつつも、県独自の緊急事態宣言といったようなユニークさを発揮する余白もあった。しかし県境を強烈に意識させるこれら対策は、善良な県内が邪悪な県外に侵されるという実感を人々の中にいや応なく作り出した。県外ナンバーの車に石を投げるといった暴力行為、「県内在住です」といったステッカーを車窓に貼る自衛策を見れば、その実感の強固さは明白である。

境界設定がはぐくむ差別の種

この状況を、「憎むのは人ではなくウイルス」「コロナは誰でもなる可能性がある」といった標語で抑制することは不可能だ。なぜなら暮らしの空間に「これより先に進むと危険」という境界を設けた時点で、差別の種はばらまかれており、境界を強調する度にその種はすくすく育つからである。これを踏まえると、感染対策の視点から考えるべきは、そのような差別を許容してまで県をまたぐ移動の自粛要請を続ける必要があったかという点となろう。

他方、個々人のレベルで考えるべきは、私たちの身体はいともたやすく権力の介入を受けるということ。加えて、その介入とは表層的なものではなく、身体のより深いところ、すなわち感じ方のレベルに入り込むという事実である。

コロナはなくなってはいない。しかし感染症法の分類が5類に移行し、県をまたぐ移動自粛が叫ばれなくなった現在、県境を越えることの恐怖や罪悪感はほとんどの人の心から消え失せているはずだ。つまり、個人的身体はこれほどまで簡単に権力に乗っ取られ操作されてしまうのである。

補論3

島の境界
――濃厚接触者たちの理不尽な2週間

有美島《あるみ》（仮名）を初めて訪れたのは2021年9月。滞在した集落では、その直前に初めての感染者が報告されていた。県境ならぬ、島の境界が意識される地域でコロナが発生すると、どのようなことが起こるのか。フィールドワークを元に報告する。

安全な島で

コロナだろう。

「熱発《ねっぱつ》した来島者がいる」と連絡を受けた診療所の医師・福島（仮名）はそう直感し、早速現場に足を運んだ。陽性疑いとなったのは、仕事で来島していた女性。同行者は行政や地元の者を含め8名いた。連絡があったのは、人口500人ほどの集落である。

集落は皆が顔見知り。家の鍵のみならず、車のキーをつけたままでも大丈夫と言われるほど安全だ。この3年間であった事件らしい事件といえば、庭の植木が盗まれたとか、旅館の室外機が壊されたとかそんな程度である。怪しい訪問販売員が集落にやってきたときは、光通信より速く情報が駆け巡り、被害は全く生じなかったという都市伝説ならぬ、島伝説も耳にした（ちなみにこの時、光通信は未開通）。

こんな地域であるゆえ、島外からの来訪者は一目瞭然。集団で移動しているとなればなおさらである。ここでもし福島が、ものものしい感染防護服を着て移動したとしよう。コロナ患者が出たといううわさがあっという間に広がることは明白だ。

従って福島は、いつもの服装で移動をし、防護服への着替えは人目を避けて現場で行った。ＰＣＲ検査も宿泊施設の裏側でひっそり実施した。

翌日、陽性の知らせが保健所から福島の元へ届く。女性の症状は発熱のみでたいしたことはなかったが、結果を聞いた彼女は「ごめんなさい、ごめんなさい」と泣き崩れた。陽性であれば無症状でも入院という県の取り決めがあったため、彼女はチャーターした漁船で本土の病院に搬送されることになった。とはいえ、港までの交通手段がない。診療所の車が急遽ビニールで覆われ、搬送車として使われた（彼女が座ったところを下車後に消毒するだけでよかったかもしれない、と福島はのちに振り返る）。

仕事で来島しただけなのに騒動の種をまいてしまった彼女の心痛は察するにあまりあ

る。しかし陽性判明後、大変な目に遭ったのは彼女よりもむしろ、濃厚接触者と判定された同行者たちであった。

監禁同様の隔離生活

コロナ陽性となった彼女以外のＰＣＲ検査結果は、全員陰性。体調も良好であった。しかし、皆が濃厚接触者と判定されたため、島民である2人は自宅、残り6人は滞在先のホテルで2週間の隔離生活を送るようにと、有美島を管轄する島外の保健所から指示が出た。

「とにかく部屋にいてください」

島の一軒家はそれなりに広さがある。また畑などのある庭付きの家がほとんどであるため、自宅での隔離生活はそれほど問題にはならない。他方、島外からの同行者が宿泊していたホテルの部屋の大きさは4畳半ほど。これだけ狭い部屋に2週間居続けるのは監禁されたも同然である。

陽性となった女性は数日のうちに陰性が確認され、速やかに自宅に帰ることができた。それに比すると、ホテル待機となった濃厚接触者たちの2週間はあまりにも理不尽なものであった。

ホテル待機者のうち、行政・保健所との連絡係になったのは、唯一の市の職員・葉山（仮名）である。葉山は、濃厚接触者の健康状態の報告や、陽性者が出た場合の対応を確認しながら、待機者の自由の確保に努めた。マスクやアルコールなど、基本的な感染対策の物資は診療所から届いていたし、そもそもホテル内には濃厚接触者しかいない。

「せめてホテル内は自由に移動させてほしい」

葉山は保健所にそう働きかけ、部屋を自由に出入りすることの許可を得た。

その数日後に行ったのは外出の交渉である。

「朝や夜の散歩くらいはせめて許してほしい」

ホテルは島民の居住地からは離れた場所にあったため、単独行動であれば外に出てもいいこととなった。

保健所の一方的な対応

初めてのケースで保健所側にもいろいろな事情や混乱があったことが推測される。しかし、濃厚接触者となったかれらからみて、保健所の対応や要請はあまりにも一方的であった。

例えば保健所は、女性の陽性が確認された際、自力で漁船をチャーターし、その費用も全て自己負担するよう指示を出してきた。のちにこちらは行政負担となり、また陽性となった女性の治療費などは、２類相当の感染症ゆえ全て無料となった。

他方、濃厚接触者に対してそのような補償は皆無である。実際、保健所は、ホテルの部屋に２週間いるよう指示する一方で、その間の宿泊費や食費などの滞在費については自費負担になると伝えてきた。従って、ホテル滞在となったかれらは、職場や契約先と個々で交渉し、隔離期間中の滞在費支援を自ら得るよりほかはなく、支援のないフリーランスの同行者については、ホテル側が「とても宿泊費をもらうことはできない」と配慮し、免除となった。

その中でもかれらが一番憤った対応が、自宅に子どもを残してきた一人が、本土への船を出す運送会社とやり取りし、帰宅への道筋をなんとか見いだした時のことである。

この時のことを葉山は次のように回想した。

葉山 コロナ対策の課長と電話をして、（保健所からの様々な指示に）法的拘束力があるのかと聞いたら、どれを読んでも「ない」と書いてあると。「要請」は「お願い」ですよね。聞かなくてもいいんですよねって。しかも子どもさんもいる方もいるし。幼いんですよ、幼い子がいたりとか。あとは、ほかの仕事が入っているので、リスケ（日程の再調整）したら契約違反になるとか。

そういう方もいたので、その方たちの生活を壊してしまうので、不要不急どうこうじゃなくて、帰らなくちゃいけない事情がありますよ。それは許してもらえるようにはならないんですか、と聞いたら、課長は（個々人の保健所との交渉に）お前はそれ以上入っていくなと。個人個人にさせろと。

磯野 葉山さんが集約しなくていいと。

葉山 はい。そこは、お前の（仕事の）領域をこえるからと。お前の仕事でも、っていうか、そもそも私の仕事でもないんですけど。（家に帰ることについての交渉は）本人さんたちに直接させるようにしてくれと……。

磯野　それで、どうなったんですか？

葉山　結局、帰れない。帰れないことになって。というのは、船に乗ったらだめだと。なぜかれらは船に乗ることすら許されなかったのか。交渉経緯は次のようである。まず自宅に帰りたい本人と商船会社がやり取りをし、次のような約束を交わした。

・接触を避けるため切符は買わず、下船後に振り込む。あるいは港に迎えにくる家族が下船時に支払う。

・客室には入らず、一人離れた場所にいる。

・乗船・下船は最後にする。

保健所もこれらの条件にいったんは同意したため、帰宅はようやくかなうようにみえた。しかしその後、商船会社と保健所の間で再度やり取りがあり、この決定は覆されてしまう。なぜなら保健所が商船会社に「乗船した濃厚接触者があとから陽性とわかったら、そちらの方で責任を取ってくれるのか」という要求を突き付けたからだ。

「陽性者が出た場合の責任の取り方」というのが、どのようなものかがそもそも不明であるが、責任を取れるはずのない商船側は、やむなく乗船自体を断るよりほかなくなってしまった。

前例がないからできない

保健所とのやり取りでもう一つ難航したのが、濃厚接触者であることを示す証明書の発行である。隔離生活を送る一人に仕事のスケジュールを組み直す必要が生じたため、証明書が必要となったのだ。

ところが、証明書発行を保健所に依頼すると、「そういうのは今までしたことがないからできない」という旨の返信があった。「初めてのことなのだから前例がないのは当然である」、「証明書がないと（仕事上の）契約違反になる可能性があるから、とにかく何か書いてほしい」と再度頼むと、「今までしたことがない」という返答が再びなされ、「なぜできないのか」と尋ねると、「今までしたことがないから」という堂々巡りが起こった。

業を煮やした一人が、保健所の対応をマスコミにリークすることをにおわすと、ようやく返答が「検討します」に変わり、それに対して「いや、検討しますじゃなくて、やるって言ってください」と言い返すと、「書きますから、書いてほしい内容を教えてくれ」という返信がようやく翌日に届いた。

それに対しては、「保健所の皆さんが要請している内容を書いてくれればいいだけだ」と返信し、何とか証明書の発行に至ったが、そのやり取りだけに2日とられたという。前例がないからできない、というのは行政のよくある対応ではあるが、「このときばかりは同じ公的機関で働く者として失望した」と葉山は述べた。

2020年の4月といった時期であればこの対応は仕方のない部分があるだろう。しかしこの出来事は、それから1年以上が経過し、治療法がわかってきただけでなく、多くの島民がワクチン接種も終えた時期に起こった。しかしそうであっても「もし何かあったら」という管理者の恐れが、ここまでの過剰な対策を生み出してしまう。

鎖国2・0

島の内外や県境といった境界に対する過剰な警戒は、国境にも現れた。日本政府は、主要7カ国（G7）の中でも突出して厳しい水際対策を行い、その対応は「鎖国2・0」であるとか、「外国人嫌悪」とかいった形で批判を受けた。[19] 海外在住の日本研究者に水際対策についてアンケートを実施した佐々木知行《ともゆき》（米ウィリアム&メアリー大学教授、専門は日本近代史）は、来日が不可能になったことによる研究の中断や留学機会の喪失が日本への関心低下を引き起こし、それは長期的な知日派の減少につながることを警告した。[20] 名目上来日は可能であったが、そのための条件があまりに厳しすぎ、来日を諦めざるを得ない研究者や学生が続出したからである。

例えば、国会図書館での1週間の文献調査といった短期滞在にも、日本政府は受入機関の保証を求めた。受入機関とは、通常研究者が長期滞在する際に、その身分などを保証する機関のことである。これは日本国籍を保持しない海外の研究者にとってあまりにも非現実的な要求であり、来日を妨げる障壁の一つとなった。また佐々木が収集したアンケートには、水際対策により2年も研究が中断されたため、博士課程を辞めることも考えているといった日本研究に従事する大学院生の悲痛な声も寄せられた[21]。

佐々木は私との私信の中で、次のように述べる。

私は、水際対策が残した遺産について再検証すべきだと今でも思っております。あの水際対策が恣意的で非科学的で差別的であったことを認識し反省しなければ、次のパンデミックの際（それが5年後であるか20年後であるかはわかりませんが）日本は同じ間違いを繰り返すと思います。

本章の分析を踏まえると、「鎖国2・0」は、外国人嫌悪や差別的な感情に基づくというより批判を恐れた管理者の心理によるところが大きいだろう。そしてこの心理が国境に限らず、国内の至る所の境界管理に表れたという点で、この傾向は日本社会の思考の癖といったところに紐づけられると予想されるのである。この点については5章で改めて考察したい。

4章

新型コロナと気の力

——感染拡大を招いたのは国民の「気の緩み」?

日本は気の力でコロナを抑え込めると思っていたし、気の力で実際にコロナを抑え込んだ。そう言われたら皆さんはどう思うだろう？

そんな馬鹿なことあるはずない。今は21世紀――。

そう感じる人も多いかもしれない。でもそんなことはないのである。政府・自治体や専門家、さらに感染拡大を心配する街の人々は、感染者が増える度にその原因を「気の緩み」に求め、また緊急事態宣言などの制限が緩和される度に、その緩和が「気の緩み」を招いて感染の再拡大につながることを心配してきた。

どうやら日本において、感染の波は、台風や雷のような自然現象ではなかったようだ。この感染症は常に人の手の中にあり、気の力なるものでコントロールできる病気と思われていたのである。本章はこのことを検証するため、朝日新聞の記事に登場する「気の緩み」関連の記事を分析してみたい。

1　コロナ禍で現れた160件の「気の緩み」

朝日新聞のデータベースを用い、2020年1月1日から2023年8月15日までの期間で、「気の緩み」が現れる記事をカウントした（「気が緩ん」「気が緩む」「気が緩み」含む）。該当記事は、160件。このうち126件がコロナに関する記事であり、これは全体の約8割に当たる。ほら、気とコロナが結び付けられていた様子が、すでにうかがえるでしょう。

記事を分析していくと、いくつかの興味深い事実が見えてくる。まず「気の緩み」が使われた時期は、2020年と2021年に集中しており、全体の約9割（88%）がここに入る。対して2023年はたったの5件だ。

一見当然のように思えるが、よく考えると奇妙である。なぜなら2020年と2021年は、メディアがコロナ関連の情報で埋め尽くされ、生活のありとあらゆることをストップさせても感染拡大を止めねばという勢いがあったからだ。この意味で、国民が最も「気を引き締めていた」時期ではなかろうか。

それに比すると、2023年はコロナが5類に移行したこともあり、行楽地やイベントは大変なにぎわいを見せた。前3年に比して、国民の気は緩みきったといえるだろう。しかし2023年1月から8月までに現れる「気の緩み」関連の記事は、たったの5件。最も気が緩んだ時期に、気の緩みは警戒されなくなってしまったのだ。

興味深い事象二つ目。それは、「気の緩み」を頻回に掲げる人々の属性である。まず

「気の緩み」を最も多く使うのは、会見で気の緩みを連発して批判をされた岸田文雄《ふみお》首相を筆頭に、政府・自治体の関係者だった。これは全記事中の4割強を占める。それに続くのが、医師などの専門家であり、これが2割弱。残りは記者自身による言葉、さらには芸能人など著名人の意見、街の人の声などが続く。

また、「気の緩み」を口にする政府・自治体関係者のうち、3割が都道府県知事であることにも目を向けたい。緊急事態宣言解除後を心配する知事の声を二つ紹介しよう。

緊急事態宣言の解除後は気の緩みが恐ろしいので、国には都道府県をまたぐ移動自粛のメッセージをしっかり出してほしい。[1]

（2020年5月16日　徳島県・飯泉嘉門知事、以下日付は掲載日）

経済活動への影響などから、緊急事態宣言をこのまま続けることについては「現実的ではない」とした。ただ「解除」という言葉は気の緩みを生む恐れがあるとの指摘を受け、感染拡大緊急警報への「移行」という言葉を選んだ。[2]

（2021年2月6日　宮崎県・河野俊嗣知事）

気の緩みとはかくも恐ろしいものらしい。

政府・自治体関係者の次に「気の緩み」を口にするのが医師であることも興味深い。なぜ興味深いかというと、科学的根拠のある対策の必要性を訴え続けてきた人々こそがかれらだからである。例えばこんな医師の声が掲載された記事も見つけた。

私は感染拡大の根底にあるのは気の緩みで、ウィズコロナという表現が適当ではなかったと感じる。[3]

（２０２０年11月27日。記事タイトルは「（声）「コロナと共存」が生んだ緩み」）

多くのコロナ患者を受け入れている昭和大学病院（東京都品川区）の相良博典《さがらひろのり》院長は緊急事態宣言の解除や酒提供の解禁の動きで、感染対策に気の緩みが生まれることを懸念する。「重症患者も多く、医療現場とコロナとの闘いはまだ続いている。「解除」という言葉が一人歩きしてしまうのが怖い」と話す。[4]

（２０２１年９月29日）

また、「気の緩み」は新型コロナ専門家分科会内でも懸念されていたようだ。メンバーの一人であった経済学者の大竹文雄が「ワクチンを多くの国民が打ったのだから、規制を緩めたらどうか」と提案をした時のことである。「そんなことをしたら気が緩む」といった発言が他の医療専門家のメンバーからなされたというのだ。大竹は筆者によるインタビューの中で、あの発言には驚かされたと振り返る。*

加えて気の緩みを警戒する専門家は医師ばかりではなかった。コロナ禍初年の2020年6月には、国民の「気の緩み」をTwitter（現X）の投稿状況から読み取れるとする情報科学者の声も紹介されている。[5]

調査中、私を最も驚かせたのは、海外でも「気の緩み」が見られるという記事であった。中でも世界保健機関（WHO）のテドロス事務局長が人々の「気の緩み」に懸念を示したという記事には釘付けになった（「世界の感染者、7週間ぶり増　テドロス氏、気の緩み指摘新型コロナ」2021年3月3日）。[6]

彼の出身国であるエチオピアに「気」という概念はないはずなので調べてみると、「people letting down their guard」[7]が「気の緩み」と訳出されているようだ。この記事以外にも、ニューヨーク、チリ、インドなどで「気の緩み」が見られ、感染が広がりかねないという記事が掲載されている。

インフルエンザの大流行では言われない

いやいや、いい加減にしてくれ。「気の緩み」というのは単なる言葉のあやであって、ここで指されているのは、手洗いやマスクの着用がおろそかになったり、外出をどんどんするようになったりするといった具体的な行動なのだ。そんなところに拘泥《こうでい》すること自体意味がない。そう感じている読者もそろそろいるであろう。しかし私は言葉遊びをしているつもりはないし、そう言える根拠もある。その一つは、様々な感染症が拡大するたびに、その原因が「気の緩み」に求められてきた訳ではないという点だ。

わかりやすいのが毎年流行するインフルエンザである。例えば、2018年と、2019年にはインフルエンザの大流行が起こった。[8・9] 厚生労働省によると、推計患者数は200万人以上。すさまじい数である。しかもこの数字は、累積ではなく、1週間の推計

＊ 大竹は分科会の中で早いうちから行動制限一辺倒の方針に異論を唱えていた一人である。詳しくは大竹の著書『行動経済学の処方箋――働き方から日常生活の悩みまで』（中公新書、2022年）を参照されたい。また私がアメリカ・オレゴン州で2024年に行った追加調査では、ワクチン接種が対策を緩めるきっかけになったという結果を得た。日本との大きな違いである。

患者数だ。

それでは、これらインフルエンザの大流行の原因は「気の緩み」とされたのだろうか。あるいは、気を引き締めて流行を抑えるべきといった記事が出されているのだろうか。先と同じ方法で朝日新聞の過去記事を探ってみると、これら流行と気の緩みを結び付ける記事はゼロである。また2019年2月1日の記事には、推計患者数が前週から9万6千人増えたという記載があるが、国民の気の緩みがこの増加を招いたという政府・自治体関係者、医療従事者の声の紹介は見当たらない。コロナ禍とまるで違う。

もちろん外出後の手洗いや、マスクの着用、人混みへの外出は控えるといったコロナ禍でも繰り返された注意喚起は出されている。でもだからといって、それら具体的行為が国民の気の持ちようと結び付けられた形跡はない。

加えてコロナ禍では、目に見える具体的行動が国民の気の緩み具合を判断する材料として使われ続けた。最も顕著なのはマスクである。例えば次のように。

マスクをしていない人を時々見かけるなど、気の緩みを感じる。改めて感染防止対策を徹底する。[10]

（2020年11月13日　山形県・吉村美栄子知事）

懸念するのは、いま「脱マスク」の議論が進むことに伴う気の緩みだ。[11]
（2023年1月21日　昭和大学・二木芳人客員教授）

かつて、マスク着用の有無が個々人の気のあり方の判断材料になったことなどあっただろうか？　マスクをつけている人はそもそもそんなに気を引き締めているのだろうか。少なくともインフルエンザではそのような認識はみられない。

文化人類学者の波平恵美子《なみひらえみこ》は、安井眞奈美《まなみ》、ローレンス・マルソー編『想像する身体上巻――身体イメージの変容』への寄稿の中で、コロナ禍以降、マスクはその人が誰で、どんな人かを表す「衣装コード」になったと述べる。[12]実際マスクはその人の健康状態どころか、「気の持ち方」を表すアイテムにまで昇格したのだ。

高校球児から学ぶ「気の緩み」

改めて考えてみよう。感染が拡大する度に、政府・自治体関係者や医療専門家などがその原因として持ち出した「気の緩み」。これは一体何を意味していたのか。それを知るために参考になるのが、コロナ禍において、コロナ以外の記事で使われた「気の緩み」である。中でも私が注目するのが、高校球児のコメントだ。「朝日新聞だし！」というのは冗談で、当該調査期間において、コロナ以外で「気の緩み」が持ち出された34件の記事のうち、約7割がスポーツに関するそれ。そのうちの8割弱が高校野球に関する記事であることが理由である。

2000年代以降に生まれた高校球児たちは、どんな時に「気の緩み」を使うのだろう。まずわかるのは、「勝ったと思って気が緩んだ」というように逆転されたり、失点したりした理由を「気の緩み」に求めていくケースである。他方、「気が緩んでいるぞ」とチームメンバーに主将として声をかけたという記事から読み取れるのは、気は個人のうちにとどまらず、ある集団に共有される何ものかとして考えられていることだ。また、気の緩みによる失点を防ぐため「私生活の点から見直したい」と述べた選手もいた。試合外の生活と試合中が気でつながっていることが読み取れる。

これら高校球児のコメントは、日本語話者である私たちにとって違和感のあるものではないだろう。私たちも、好ましくないことが起こった原因に気の緩みを使いがちだし、「気が合う」とか、「気がする」とかいうように、気を自分の内にありながらその外に染み出す何ものか、あるいはその逆として捉えているからだ。

他方注目したいのは、「気の緩み」を敗北の原因に求める記事は、プロスポーツにおいてゼロという点である。これは私の推測に過ぎないが、プロのレベルにまで上がると、負けの分析が「気の緩み」といった抽象度の高いものではなく、采配の振り方や、体の使い方、戦略の立て方といったより具体的なところに及ぶのではないだろうか。その意味で「気の緩み」というのは、問題の原因を具体的な次元ではなく、抽象度の高いレベルに保ったまま、その原因を人間に帰属させたいときに現れやすい一節だといえる。

もう少し分析を続けよう。「気の緩み」が持ち出される現象には、さらなる限定が可能であることがほかの記事から見えてくる。

「気の緩み」と一発勝負の意外な関係

「気の緩み」は、高校野球に始まり、受験、就職活動、選挙、さらにはロケットの打ち上げなど、一発勝負の要素を持ち、かつ結果がどちらに転ぶかでその後の人生や評価が決定されかねないライフイベントにも使われている。

例えばプロ野球選手にとっての1試合と、高校球児にとっての甲子園の1試合の重さは、今しかない、負けたら終わりという点で、異なるであろう。ロケットの打ち上げは、一度失敗してしまうと、次がいつになるかわからない。

その意味で「気の緩み」が使われるイベントは組織や個人にとっての一大事だ。だからこそこれらイベントに関わる人々は、ほかのことには目もくれず、万難を排してそのイベントに注力することが期待されるし、そうであることが当然とされる。「気の緩み」はこのような局面において、期待した結果が得られなかった際の原因として持ち出されやすい。これがコロナ以外の記事の分析から得られる結果である。

コロナ禍の「気の緩み」とは何だったのか。

これら分析をもとにすると、コロナ禍で頻回に使われた「気の緩み」がいかに問題含みのものであったかが見えてくる。

まず「気の緩み」を持ち出す人々の6割以上が政府・自治体関係者、医師のような指導的立場にある専門家で占められていることである。これは言ってみれば高校野球の監督が、選手の気の緩みのせいで試合に負けたとか、失点をしたとか言っているようなものだ。当該調査期間のうちで野球部の監督が敗北の原因を気の緩みに求めている記事はゼロであるが、コロナ禍においては指導的立場にある人々がこれを連発した。

もう一つ考えねばならないのは、コロナの感染拡大は、ロケット打ち上げのような一発勝負の要素をはらむもの、言い換えると、今この時だけ全精力を注入し、乗り越えたら終わりが来るようなイベントであるのかという点だ。

明らかにそうではない。新型コロナのウイルスはなくならないし、感染の山は毎年やってくる。それがわかっていながら3年間にわたり「気の緩み」が原因で感染が拡大するといったことを言い続け、行動制限が解かれる度に「気の緩み」のせいで感染拡大が起こるのではないかという懸念が出され続けた。

むしろ政府・自治体関係者などの管理者がやるべきは、気が緩んでいても問題がないような社会体制、医療体制を作り上げることであろう。しかし「気の緩み」が原因として持ち出され続け、それが妥当なものとして拡散され続ける限り、管理者側の戦略不足は見えづらくなり、引き続き「気の緩んだ国民」というぼんやりした大きな主語に問題の原因は求められてしまう。

最大の問題は、感染拡大の波という出来事への人的介入がどこまで可能なのかという点だ。スポーツ、受験、就活、ロケット打ち上げといったイベントであれば、その結果についてのコントロールがある程度可能であろう。しかし感染症はどうなのか？

「気の緩み」が連発されていた2020年と2021年、国民は炎天下の暑さでも、屋外でもマスクをつけ、対面での交流はありとあらゆるところで中止、あるいはオンラインとなった。しかし感染は拡大した。ひるがえって、オリンピック会期中の8月は、緊急事態宣言の人流抑制効果は極めて乏しかったものの、感染者は突如として激減した。コロナの感染拡大はどこまで人の手で防げるのか。緊急事態宣言といった、自治体全域にわたって大きな網をかけた介入の効果ですら、そこで払われた犠牲に見合う感染予防効果を上げたのかどうかがはっきりとはわからない現実を踏まえると[13・14]、この感染症の拡大には、人の手ではどうしようもない側面があるといえそうだ。

しかし感染拡大と気の緩みを因果関係で結び付けていた人々は、コントロールできないものを必要以上にコントロールしようとしていた、あるいは「コントロールできる」と考えていたのではないか。そしてそのために必要とされたのが、生活のありとあらゆることを差し置いて感染予防を生活の第一に置くこと、そうやって一致団結することだったのではないか。

だからこそマスクをしていなかったり、外出をしたりしている人は、一致団結を乱す輩《やから》として、「気が緩んでいる」と警告の対象となった。制限が解かれ感染が拡大する度に「気の緩み」が原因とされた。「勝ったと思って気が緩んだから失点した」——感染拡大もそれと同じという訳だ。

私がこのようにまとめれば、感染拡大の原因に「気の緩み」を持ち出した管理者は、そんなことを思っていた訳ではないと即座に否定するだろう。しかし3年間にわたったコロナ禍での「気の緩み」を分析すると、そのような結論が必然的に導かれてしまうのである。

2 ――「気」の文化人類学的試論へ

これまでの論考を踏まえると、「気の緩み」といったフワッとした言葉を使うのはナンセンスで、そもそも「気」などというものは科学的に検証しようがないのだから、「気の緩み」といった言葉は使うべきではない。そんな、結論が導かれそうだ。しかし私が主張したいのはそのようなことではない。

私はむしろ、専門家ですら何げなく口にしてしまう「気」というものの実体に、文化人類学の知見を駆使して迫ってみたい。というのも、多くの識者が批判してきたように、日本という国は、自分の社会がどのような土壌の上に立っているのかをきちんと確かめようともしないまま、社会に根付いていたものを外圧などによって突如として見下し放棄をしたり、欧米由来のカタカナ語を無批判に取り入れ手放しで絶賛したりするからだ。だからこそ私は、「気の緩み」というフレーズを軽んじるのではなく、このフレーズがある種の説得力を持って3年間使われ続けた理由を探りたい。

壮大な代物、使いこなす私たち

気とは一体なんなのだろう。ここまでの分析を踏まえると、それは自分のうちにありながら、外にもあり、全体をつなげる目に見えない「何ものか」であること。加えてその「何ものか」は、現象や出来事にも影響を与えることがみえてくる。

では辞書はどのような定義を施しているのか。手元の『岩波国語辞典』（第7版）には、次のような記載がある。

(1) 心の動き・状態・働きを総合して捉えたもの。精神。
(2) 見えないとしても身のまわりに漂うと感ぜられるもの。
(3) 口を出入りする息。呼吸。

「気」について何も知らない人がこの項目を引いた時のことを想像してほしい。「気」とは、心のあり方のこと。息のこと。さらには身の回りに漂っていると感じられる見えない何か。「何のこっちゃ」となること間違いない。作成者もこれに気づいていたのだろう。3段組の辞書のほぼ1段を使い、事細かに用例が載せられている。

他方、『日本大百科全書』（小学館）を引くと、その語源までが紹介されていた。中国思想学者の山井湧《やまのいゆう》による説明をかいつまむと次のようである。

元々「気」は、中国哲学の用語であって、それは天地の間、人の身体の中に満ちている。そればかりでなく、それは天地万物を形成し、かつ生命力、活動力の根源であって、人の心身の機能もここに遡って説明することができる。

さらに陰陽五行説においては、陰陽、木火土金水（五行）というように、気を2種類、あるいは5種類に分ける。これら多様な気の根源を「元気」とし、元気による万物の生成が説かれた。

「気が抜ける」「気がする」「元気がある」といったように、日本語の日常には「気」が溢れている。このため私たちは「気」についてわかった「気」になっているが、いざ説明するとなると大変に難しい。これが「気」の面白さなのだ。

実際、日本をフィールドとする欧米の人類学者が調査結果を英語で紹介する場合、「気」は説明を避けては通れない概念の一つとなっており[15・16]、初学者向けの日本社会の入門書にも記載がある。[17] 例えば健康状態に関連したことを表す言葉が「気」であるといった具合だ。

「気」は健康状態のみを示す言葉ではないが、初学者への説明としてはおおむね妥当といえるだろう。

ここにあるように「気」が健康の観点、ひいては東洋医学の観点から説明されることは一般的で、これは日本語話者の私たちにとっても不思議なことではないはずだ。また、気の概念を探究した哲学者の湯浅泰雄《ゆあさやすお》は東洋医学の視点に加え、武術、瞑想《めいそう》、密教の領域にも踏み込みながらそれを論じ、身体と心を別のものに分けて理解する欧米の心身二元論と異なる一元論的な人間観が日本にあることを指摘する。18・19 このように「気」とは研究を始めると、それだけで本が一冊書けてしまう壮大な代物なのである。

しかし私は、気に関する学者たちの膨大な論考を踏み台にしながらコロナ禍の「気の緩み」を論じるつもりはない。理由はシンプルだ。私たちは、そのような哲学を知らずとも「気」の存在を感じ取り、「気」がつく言葉を自在に使いこなしているし、感染拡大の理由を「気の緩み」に求めた人々が、東洋医学の観点からそれを述べているわけではないことは明らかだからだ。

従って私は、「気」に焦点化した議論を展開するのではなく、世界にある「気」と類似の概念に目を向けながら「気」が使われる文脈とともに、コロナ禍の「気」に関する人類学的試論を展開したい。

メアリ・ダグラスの議論――呪術、祈禱、「未開社会」?

人やモノの中に存在しながら、辺りを浮遊し、同時に天地を満たして万物に影響を与えるような力は「気」に限ったものではない。

中でも有名なのが「マナ」である。[20] マナは神や人間をはじめ、自然現象や河、岩石などの自然物に宿っており、また、ひとところにとどまってはおらず、モノからモノへと転移する。マナは善悪両面に働くが、これを持つ何かは大きな利益をもたらすとされることが多い。例えば大漁の原因は、マナが網に宿っていたからとされる。

マナのような力はほかにもある。かつてイギリスが保護領としていたアフリカ南部のベチュアナランドに居住するクン・ブッシュマンの間には、「ナウ」という力が存在した。[21] ナウはマナのように非人格的で、非倫理的な力であり、天候を左右する。例えば、ある身体的特徴を持つ猟師が、それに呼応する特徴を持った動物を殺した時、その相互作用の中でナウが解き放たれ雨を降らす。

マナもナウも、気と同一ではない。しかし人間の中に存在しながら、同時に天地も満たしていること、動き回って雨などの自然現象や人生に影響を与えること、これらの点は「気」と同じである。

このような力は人類学の資料をひもとくとほかにも見つけることができる。つまり人類史から見れば「気」のような力はさして珍しい存在ではないのだ。そう捉えると、科学的な証明が可能か否かで存在の有無を決めてしまう現代社会の方がよっぽど特異であるといえるだろう。

ところで「気」を真面目に語ろうとすると「スピリチュアル」という言葉がすぐに登場する。現代日本においてスピリチュアルは、怪しい信仰を持つ人たちといった、失笑や蔑視を伴うカテゴリーとして使われやすい。しかし「気」のような力が社会に存在することは人類史においてままあること、「気」のつく言葉を当たり前に使って私たちが暮らしていることを踏まえると、「気」をスピリチュアルといって馬鹿にするのは、思考停止以外の何ものでもない。

翻って人類学の強みは、思考の停止を解きほぐし、再び稼働させるための枠組みを提供してくれることだ。そこで私が紹介したいのは、20世紀中盤にイギリスを中心に展開された人類学の議論である。中でも紹介したいのは、議会といった明確な政治組織のない共同体における政治のあり方を、アフリカ社会を中心に分析したメアリ・ダグラスだ。3章ですでに紹介した、彼女の代表作『汚穢《けがれ》と禁忌』は、コロナ禍の「気の緩み」を考察する際にも有用な視座を提供してくれる。

一つ目。それは、「マナ」や「ナウ」、「気」のような力に私たちが出会った際、そればかりに注力をして分析をすると、甚《はなは》だしく誤った理解が導き出されると彼女が指摘している点だ。

例えば、気について何も知らない人類学者がコロナ禍で使われた「気の緩み」に関心を持ち、気についての哲学を調べたとする。その上で、「気とは中国哲学に由来する天地を満たすエネルギーであり、陰陽五行説に基づき、2種類、あるいは5種類に分けられる。日本人の多くは気をこのような哲学に基づき理解しており、コロナ禍では「気」の力を使って感染症をコントロールしようとしていた」などと結論付けたりしたら、私たちは全く合点がいかないだろう。

しかしこれこそが、呪術や祈禱《きとう》、祭式などが溢れる「未開社会」に対し、長きにわたりとられてきたアプローチなのである。呪術を日常的に使う人々に出会った時、その内容ばかりに注目し、それがいつどのような時に使われ、結果として社会に何をもたらしているかが観察されなかった。その結果、「未開社会」の人々は非合理・非科学的であると蔑視され、かれらの実践は失笑の対象として傍らに追いやられてきた。ダグラスが反駁《はんばく》しようとしているのはこのような未開社会に対するアプローチであり、その見方はコロナ禍にもそのまま応用できる。

ではダグラスは、代わりにどうしろと言っているのか。有用な視座の二つ目は、おまじないやお祈り、あるいは気のような力に出会った場合、その神秘性に注目するのではなく、それらの制度的側面に目を向けろと述べている点だ。*

とはいえ、「制度」とは何か。制度というと、介護保険制度とか、インボイス制度とかいったように、社会をまとめるための法律集のようなものを想像しやすい。しかし英語でいうところの制度（= institution）は、私たちが直感的に思い浮かべる制度より幅が広く、精神科病院や介護施設、さらには家族や宗教も制度に含まれる。なぜならこれらも法律と同じく、社会の混乱を封じ、安定させるための役割を持つからだ。

「制度」としての「気」

では「気」を制度とみなすと何が見えるのか。ダグラスは次のように述べる。[21]

つまり彼等は、同文の契約書を三通作成して各人が保存するといったこともせず、免許証も旅券《パスポート》も無線パトカーももたないままに、なんらかの手段によって社会を構成しなければならず、多くの男女を社会の規範に従わせなければならないのだ。

それは例えば、いかにして不穏な若者たちを統制すべきか、いかにして不満をもった隣人たちを宥《なだ》めるべきか、いかにして自己の権利を獲得すべきか、いかにして権威の簒奪《さんだつ》を防ぐべきか、あるいはいかにして権威を正当化すべきか等々といったことである。このような現実の社会目的に役立たせるために、外なる世界はすべてを知り無限の力をもつとするあらゆる種類の信仰が活用されるのだ。

ダグラスはここで何を伝えようとしているのか。実はさして難しいことは言っていない。例えば「いい子にしていないとサンタさんが来てくれないよ」と親が子に言ったとしよう。だからといって、この親がクリスマスイヴにサンタクロースが子どもの枕元に本当にやってくると思っているわけではない。

背いたら罰せられるような明文化された法律は家族の中には存在しない。それでも親は、ある一定の方向に子どもを向かわせ、家族という共同体の安定を図らねばならない。その時親は「制度」としてのサンタを持ち出し、子どもの行動を制御しようとするのであ

＊ ここでは「気」の制度的側面に注目しているが、これで「気」の全てが説明できるわけではない。人の病いを治したり、修行によって獲得されたりする「気」が否定されるわけでもない。

る。ダグラスが伝えたいこととの大枠はこういうことだ。

ダグラスの視座は、コロナ禍の日本を考える上で極めて有用といえる。なぜなら日本は、規則を破った市民を拘束したり、罰金を科したりといった法による強制力を働かせることなく、国民に感染対策をさせねばならなかったからだ。緊急事態宣言といったものは発令されたが、限られた業種にしか罰則は科されず、市民に対しては「自粛の要請」しかできなかった。

しかし日本は、新型コロナによる死者数を低く抑えた国として知られている。その理由については議論の余地が残るが、少なくとも日本は「自粛」によって全国的な感染対策を行うことに成功したユニークな国なのだ。

この理由を日本人の民度の高さとか、健康意識の高さに求める専門家もいる。しかしダグラスに則れば、原因はそのようなところにはない。その理由はむしろ、法律による罰則の代わりに、ほかの力が蠢《うごめ》いて市民の動きを抑制したことにある。

その一つが「気の緩み」だ。それは、暮らしのありとあらゆるものを犠牲にし、感染対策を最重要課題にさせる「制度」として大いなる力を発揮した。マスクをしないこと、アクリル板を置かないこと、イベントを決行すること、これらは全て「気の緩み」の証しとして捉えられる。だから一度始めた対策は止めることができない。気を緩めたとみなされたら、誹謗中傷が市民から飛んできて、ひどい場合には文字通り石を投げられることもある。だから外出時もマスクをつける。アクリル板をテーブルの上に置き続ける。自粛警察も、県外車への投石も、コロナに感染した人がする切実なおわびも、気を制度として用いる共同体においては必要悪だったのだ。こうすることで、管理者が問題視する「気の緩み」は実体化され、真実となるのだから。日本は罰金を科されることも、警官から棒で叩かれることもないままに、「気の力」でコロナを乗り越えたのである。

それではこのような社会で新型コロナの集団感染が発生すると一体何が起こるのか。補論3で紹介した有美島の事例を見てみたい。

3 事例検証：離島の介護施設で発生したクラスター

2023年の年初、有美島にある二つの介護施設、有明園《ありあけえん》（養護老人ホーム）と浅間園《あさまえん》（特別養護老人ホーム）で立て続けにクラスターが発生した。その様子を目撃したケアマネジャー本宮《もとみや》は、現場で働くスタッフの様子を目の当たりにし、次のように思ったという。

「あ、これ日本兵」

かつて読んだ第2次世界大戦を舞台にした小説には、明確なビジョンを欠くゆえに、場当たり的な指示ばかりを出し、責任放棄する上官が登場していた。彼らの関心ごとは自らの保身。その彼らに翻弄《ほんろう》され、命を落としていったのは戦場の日本兵であった。本宮には、その描写とクラスター現場が重なって見えたのだ。有美島の介護施設で、一体何が起こっていたのだろう？　詳しい話を聞くことができた浅間園を中心に報告したい。

主な登場人物（いずれも仮名）

ケアマネジャー・本宮／非常勤看護師・児島／施設職員・横井／診療所の医師・福島

特別養護老人ホームと養護老人ホームについて

一般的に特別養護老人ホームは常に介護が必要な高齢者が入所し、養護老人ホームは介護の必要性に関わりなく、経済的要因や環境的要因から在宅生活が困難な高齢者が入所する。

浅間園のクラスターは有明園のそれから10日ほど遅れて始まった。感染対策の実質的なリーダーは、看護師の児島。なんと立場は非常勤である。ベテランの常勤看護師が1年前に退職し、この時の看護師スタッフは児島のみだったからだ。契約上は週2日の勤務であったが、点滴など看護師しかできない措置が多々あるため、夜間も含め週7日の働き詰めとなった。途中自身も陽性となったが、陽性時も必要に応じて出勤し、家から指示を出すなど八面六臂《ろっぴ》の活躍をした。

幸いにも児島は、他の職場で感染対策委員を経験し、コロナ禍以降は関東の陽性者（宿泊）療養施設でアルバイトもしていた。偶然ではあるがその経験は当然活かされ、ゾーニングの仕方やその際の決まり事などについて速やかな指示を出すことができた。現場に出ずっぱりとなった施設職員の横井は、「児島さんがいなかったらどうなっていたかわからない」と感謝の言葉を贈る。

他方、児島は自分よりも介護スタッフの方が過酷だったのではと語った。通常の介護に感染対策が入ると確認事項は途端に増え、一人ひとりの介護に膨大な時間がかかることになる。しかし介護スタッフは、見ていて心配になるほどの仕事量を日々こなしていた。

予測できた非常事態、孤軍奮闘する現場

クラスターを収束させるために浅間園のスタッフは必死で働いたが、感染対策による隔離などの環境変化は、基礎体力が元々少ない高齢のお年寄りにわかりやすい打撃を与えた。食事量が減って体力が落ち、足腰が目に見えて弱って立つことも困難になる入居者。褥瘡《じょくそう》が増え、かつ治りにくくなる入居者も現れた。クラスターが収束に向かう中、暮らしをいつも通りに戻し、体力・気力を取り戻していった高齢者もいたが、そのまま衰弱の一途を辿った入居者もいた。児島と横井は、コロナによる隔離などがもたらす負の連鎖を最小限に食い止めながら、感染対策を同時に続けることの難しさを振り返る。

確かにこのクラスターは非常事態ではあった。しかしパンデミックが始まってから約3年が経過しており、その意味でこれは予想できた非常事態。しかし、責任者である園長、さらには運営母体の社会福祉法人は、クラスター発生時に感染の被害を最小限にするための現実的な増援策を考えておらず、現場のスタッフは孤軍奮闘を強いられ、入居者はそのあおりを受けた。

このような事態が生ずる理由として、看護師や介護スタッフの慢性的な人手不足がしばしば挙げられる。しかしこの時、島には動ける看護師が複数おり、かつ「行きましょう

か」と手を挙げていた者もいた。そうであるにもかかわらず、増援はなぜ行われなかったのか。診療所の医師・福島の話を聞いてみよう。

たらい回しに遭う応援要請

二つの園が過酷な状況になっていることを知った福島は、各方面に応援の依頼を出した。しかしこの要請は、たらい回しに遭ってしまう。

たらい回しの詳細に踏み込む前に、診療所と有明園／浅間園の関係を記しておこう。まず、診療所の管轄は市の市民健康課、有明園／浅間園の運営母体は社会福祉法人である。診療所と園は、診療所が園の協力機関となる形で結ばれており、それぞれの園には施設長がいる。これを踏まえると、正式な応援要請をまずもってすべきは、それぞれの園の施設長である。しかし彼らは増援策を何ら打たず、それを見かねた福島が動いたのだ。福島はその時の状況を次のように語った。

まず（有明園／浅間園の）法人の会長に話して。次は施設長に言っても動かないので、今度は市役所の市民健康課と話したけど、あそこは介護福祉課の担当だからってことで、たらい回しになって。

もうらちが明かないから、（島にある支所の）事務長にも（改めて同じ依頼を出すように）話して。でも事務長からは「全然ダメでした」と返答があって。よく考えたら、島に保健師がいたなと思って。こういう時こそ保健師の出番なんじゃないかと。

で、「保健師のトップは誰ですか？」と聞いたら、局長さんだっていうので今度は局長さんに聞いて。そうしたら局長さんから「彼女たちも自分たちの仕事があるんで」という返事があって。（仕事があることは知っているけど）じゃあ、いつが一番大事なんだ、と。

俺は別に、「感染予防のための新しいパンフレットを作ってほしい」とか依頼しているわけじゃない。緊急度と重要度が違う。今が一番大切な時なのに何をしているのか、と。

あと、診療所の看護師でも「私が行こうか」っていう人が何人もいました。でも「〇〇さん、一番若いから（重症化リスクが低いので）行ってもらえますか？」というように任命責任の元に指さす人がいなかった。それは市民健康課の部長の責務。（施設長は自分ではないので）見て見ぬふりもできたのかもしれませんが、陽性者が陽性者をサポートしてヘロヘロになっている状態を見ていられなかった。でも、結局こんな形で誰も動かず、俺に何ができるかと思ったら、弁当の差し入れみたいな。そんなことですからね……。

実際、島の飲食店には「スタッフが大変なことになっているから元気の出る弁当を作ってあげてほしい」という福島からの依頼が届いていた。かれらはそれを受け、ハンバーグにケチャップで顔を描いた弁当などを園に届けていたという。

福島は、「本当に先生のおかげで」「島民のために頑張ってくださって」といった言葉を市の職員から何度もかけられた。しかし具体的なアクションをなんらとらない行政とのやり取りにうんざりしていた福島にとって、そのような言葉は中身のない空虚なものだ。

「その一言は本当にいらないんで。逆に頭にくるんで言わないでください」

福島は市の職員に思わずこう吐き出したという。

現場が感じていたこと

他方、非常勤ながら唯一の看護師として浅間園で奮闘した児島は、現場視点でやや異なることを考えていた。福島が心配をして各方面に声をかけてくれたこと、医師が現場に来てくれたことは大変心強くありがたかったと強調した上で、看護師の増援がやはり欲しかったと児島は語る。

毎日点滴をしないといけない方もいらっしゃったので、それは医師でなく看護師がやれることだし、かつ介護さん（＝介護職員）も全然足りていなかったから、私も食事介助などに入っていたんですが、医師はそこまで（＝食事介助などの介護まで）するわけではない。

先生（＝医師）が来てくれたのは本当にありがたかったんですけど、医師がやらずとも看護師でできること、医師はやらないけど看護師ならやれることもたくさんあった。でも（看護師は）本当に誰も来てくれなかったから。

診療所の看護師など、島には顔見知りの看護師が何人もいた。このため、看護師の増援がゼロだったことについては寂しさを感じざるを得なかったと児島は話す。ただ先に書いた通り、島の看護師は一様に応援を断っていたわけではなかった。園の外では、手を挙げた人はいるが正式な応援要請を出す人がいない、という現実が広がっていたのだ。

また児島は、吸引や点滴など医療措置が必要な利用者を診療所で受け入れてくれたら、負担はかなり軽減されただろうとも述べる。

磯野 人が圧倒的に不足していた上に、常駐看護師が、非常勤の児島さんのみというのは相当にきついですね。

児島 はい。吸引とか、点滴とか、明らかに必要な人が何人かいて。でもそれができる人は私しかいないから。私も24時間そばにいるわけにいかないし……。あと点滴が必要になる度に診療所に取りに行っていたので、診療所が引き受けてくれていたらその時間はいらなくなります。点滴が必要となった人だけでも診療所で引き受けてくれれば、ありがたかったな、と思います。

磯野 そういう話はなかったんですか。

児島 ないですね……。園も診療所も条件は一緒だと思うんですよ。診療所に陰圧室はないけど、それはこっちも同じだし。でも診療所には、吸引の配管はあるし、常勤看護師も複数いる。コロナ入院患者の受け入れ病院から診療所が外れているのは理解しています。でも、医療措置が必要な陽性患者を、（非常勤看護師しかいない）介護施設で診るのも変ですよね。「そう決まっているからできない」とかじゃなくて、そういう事態じゃないでしょう、って思うところはありました。

この時、多数のコロナ陽性患者が島内各所で確認されていた。しかしワクチン接種がすでに行き届いていたせいか、患者は軽症者ばかり。医療逼迫《ひっぱく》で通常診療が成り立たないといった事態に陥るどころか、オンライン診療に切り替えていたため、診療所はむしろ余裕があった。

また複数の島民にも当時の様子を思い出してもらった。浅間園と有明園が大変なことになっているといううわさは耳に届いていたが、かれらの暮らしはこれまで通りであったという。

非常時にあらわになる平時のゆがみ

組織が大きくなったり、制度の縛りがきつくなったりすれば、非常時における柔軟な対応は難しくなることが予想される。そうであれば非常時の組織体制や、組織間の連携をどうするかについてのプランは事前に検討されてしかるべきであろう。しかも今回の非常時は、日本国内ですでに多数発生しているクラスターである。どのようなことが現場で起こるかについては十分に予想ができたはずだ。

加えて有明園と浅間園は徒歩圏に位置し、事務所や調理場などが共有スペースとして運用されていた。従って、他方で発生したクラスターが直ちにもう一方に派生することも十二分に予測でき、同時クラスターを防ぐための手立てを考えておく時間はいくらでもあった。しかしそれでもなお、クラスターに備えた連携はなされていなかったのだ。

なぜか。なんとその理由の一つに施設長同士の折り合いが悪いことがあった。かつて二つの園は、1人の施設長が統括していた。しかし仕事量が多すぎるという理由から別々に分けたところ、2人の反《そ》りが合わず、両園はあたかも別母体のようになっていったのだ。かつて合同でやっていた行事も別々になり、どちらにも高齢者を預ける利用者家族から苦情が来たこともあるという。

しかし共有スペースはそのままであった。有明園から3人派遣、浅間園から2人派遣といった混在の中でそれぞれのスペースが運用されており、しかし施設長同士の仲が悪いため、管理自体は現場に丸投げされていた。

このような状況下で有明園からクラスターが発生する。共有スペースで働くスタッフがその直前にコロナ陽性になっていたため、両園同時クラスターの発生源がここであった可能性はかなり高い。

施設長同士の反りが悪ければそれを調整したり、配置換えをしたりするのが施設長を任命した法人の役割だろう。しかし人事を見る限り、法人が第一に目指しているのは決められた人数を埋めること。他方、任命された者が目指すのは任期を滞りなく終えて島を去ることであり、島の課題を解決することではないように見えるとケアマネジャーの本宮は述べる。

平時から存在した、属人的な人間関係のゆがみ。それが非常時にあらわとなり、両園同時クラスターが発生したのである。

「これまで通り」が好まれる

島の診療所の所長として4年間働いた福島は、行政組織や社会福祉法人の柔軟性のなさを、コロナが島に上陸する前から至る所で感じていた。例えば福島は、島の子どもの熱中症が発生した場合などのやり取りを学校教員とスムーズに行うため、自分と教員を含めたLINEグループの運用を試みたことがあった。しかしこのグループは機能せずに終わってしまう。その理由は、グループにいる教員たちが「やっぱり校長から連絡をいかせます」といった形で、これまで通りの運用を好んだからだ。校長を介すと連絡経路は煩雑になるし、かつ時間もかかる。これを改善するため作ったLINEグループであったのだが、この程度の変化も拒まれてしまったのだ。

また学校でコロナが発生した際の対応も妙であった。例えばこの島の場合、児童のPC

R検査は診療所が行うため、児童の陽性状況は当然知っている。しかしそれでもなお、日々の陽性者数についての連絡が、校長から福島に届き続けていた。福島が学校の勤務医を兼務しているという理由からである。

「陽性者が増えているから休校にしようと思うがどう思うか?」といった相談であれば連絡の理由もうなずける。しかし「感染力が強いから早めに休校にしたらどうですか?」と福島がアドバイスをすると、「それは市の教育委員会に問い合わせしますから」といった返答があるばかりで、校長から動くことはなかった。

先のLINEグループは、既存の連絡系統にこだわるあまり新しい動きが作れなかったエピソード。翻ってこちらは、既存の決め事を順守しようとするあまり、不要な連絡がなされ続けたエピソードである。状況は異なるが、どちらも硬直化した組織の状況をよく表しているといえよう。

なぜここまで変化を嫌うのかについてはっきりしたことはわからない。しかし学校教員は全て本土から任期つきで派遣された公務員であり、島の医療を担当する市の職員が島を訪れることもほとんどなかった。これらを踏まえ、島の状況を良くするよりも、任期を滞りなく終えることがかれらの優先事項なのではないかと話したのは、福島ばかりではない。事なかれ主義の現場で起こる非常時の収拾は現場のスタッフにのしかかる。平時と非常時はこのように滑らかにつながっているのだ。

感染拡大と医療逼迫は「気を緩めた市民」のせい?

気の緩みが感染拡大を招くという繰り返された警告を改めて振り返りたい。例えば2023年1月7日、こんな記事が朝日新聞（東京紙面）には掲載されていた。

死者　最速ペースで6万人目前　正月明け医療切迫

「6万人目前」というのは2020年からの累計死者数であるため、見出しとしてそれを出す必然性はよくわからない（インフルエンザの流行時に、累計死者数が見出しに躍ることはあるだろうか?）。しかし「6万人」という大きな数字が出されることで、「医療切迫」という言葉も現実味を増す。

では記事には何が書かれているのか。まず冒頭の記事要約にて、「対策の緩和や気の緩み」が患者数の急増に影響しているという専門家の声が掲載される。続く本文では、高齢者らが被害者になっているという医師の声、繁華街をマスクなしで歩く人を見て認識の乖《かい》離《り》を感じるという看護師の声、最後に、気の緩みが感染拡大原因の一つであるとする感染症専門医の声が記される。

メッセージは明確だ。気の緩みのせいで感染が拡大し、医療現場が逼迫する。医療者は必死で治療にあたっているが、それでも間に合わず、病気に脆弱な人々が感染拡大の被害を受けている。このような対比を作ることで、感染拡大と医療逼迫は気を緩めた市民のせいという倫理的な問題に置き換わる。

しかし、この記事が出たまさにその頃、有美園ではクラスターが発生していたのである。現場は必死で働いたが、コロナ感染や予防のための隔離を通じて、衰弱するお年寄りが複数出た。翻って、施設の外でも感染者は増えてはいたものの、島人は普段通りの日常を送っていた。浅間園が医療施設ではなく介護施設という違いはある。しかし起こっていることは記事に書いてあることとさして変わらない。浅間園が凄惨《せいさん》な状況になった原因は島民の「気の緩み」にあったのだろうか？

補論4

緊急事態宣言と雨乞い

「緊急事態宣言は雨乞いに似ている」

そう初めて思ったのは2021年1月、東京都などで2回目の緊急事態宣言が出された時だった。次にそう感じたのは、2021年7月。東京に4回目の緊急事態宣言が出され、その効果がはっきりしないまま、8月後半に入り感染者が突然減った時だった。*

雨乞いの分析——リーンハート『神性と経験』

ゴドフリー・リーンハートは1947年から1950年にかけ、スーダン南部（現・南スーダン）に住むディンカ人へのフィールドワークを行った人類学者だ。

リーンハートは、このフィールドワークをもとにした著書『神性と経験——ディンカ人の宗教』[22]の中で、雨乞いは雨季が近づいた時に行われること、ディンカもそれを熟知していることを述べる。

では、なぜかれらは雨乞いを行うのだろう。リーンハートはそれを「(自然界の)リズムを精神的なやり方で再‐創造する」のであり、人間の願望に合わせて自然界を支配しようとしているわけではないと解説する。

大変にわかりづらい言い方であるが、つまりは次のようなことである——ディンカは雨季が定期的にやってくることをよく知っているからこそ、雨季が近いタイミングで雨乞いを行う。なぜならそうすることで雨季のリズムと自分たちの心のリズムが同調し、雨乞いが降雨に影響したと感じられるようになるからだ。

緊急事態宣言もこれと似ていないだろうか。発出した人々の内心は知りようがないが、感染の波に周期があるのなら、感染のピークで緊急事態宣言を出せばよい。そうすれば緊

＊ 経済学者の仲田泰祐と藤井大輔は『コロナ危機、経済学者の挑戦——感染症対策と社会活動の両立をめざして』(日本評論社、2022年)において、8月に入ってからの感染者数激減を分析し、考えられる原因として(1)デルタ株の基本再生産数が想定よりも低かった、(2)感染には周期性がある、(3)医療逼迫に起因したリスク回避行動の三つが、その要因になり得るという仮説を出している。

急事態宣言のせいで感染者数が減ったように感じることができる。政策に実質的な効果があったかどうかよりもこう感じられることが何より大切で、この点はまさに雨乞い。そう思ったのである。

おまじないとルーティン

『神性と経験』にはほかにも興味深い事例が掲載される。ディンカが帰路を急ぐ時、食事の時間に間に合うよう道端の草を結ぶ。その上でディンカはもっと速く歩く。これについてリーンハートは次のように述べる。

そうした結び目を作る人は、的確な精神的意図の表象物を作ったのである。彼は自分の願望や希望のモデルを作り、そのモデルの上に立って実際の努力を新たにするのである。

嚙み砕くと、草を結ぶことで自分の願いが「希望のモデル」として可視化される。そうするとそこに意識が集中されるため、願いを実現するための現実的な努力がしやすくなる。リーンハートが言いたいのはこういうことだ。

これは近年、生産性や効率アップの方法としてもてはやされるルーティンの考え方そのものである。決まった行為を日々繰り返すそのことが、目的達成のための「希望のモデル」となり、そのモデルの上に立って、人は実際の努力をする。

おまじないと言われると非科学的で意味がないと感じる人は多いだろう。ところがそんな人たちも、ルーティンには納得してしまう。いっけん異なるように見えるものの、私たちとディンカの暮らしは深層でつながっているのだ。

緊急事態宣言という「希望のモデル」

この二つを踏まえると、緊急事態宣言は、雨乞いとおまじないの側面を両方併せ持っていたといえる。

まず緊急事態宣言の人流抑制効果は、入場制限などの政策がもたらす「介入効果」より「情報効果」が大きかったと言われている。つまり宣言が発出されたという事実や感染者数報道などの情報が、政策そのものよりも人流を抑制したということだ。[13]

これをディンカが道端の草を結んでさらに速く歩く行為に準《なぞら》えてみよう。草を結ぶ行為が「食事に間に合うように」という希望のモデルなら、宣言の発出は「感染を減らしたい」という希望のモデルである。ディンカが自らの希望のモデルの上に立って速く歩いたように、感染を減らしたい人はそのモデルの上に立ち、自ら外出を控えるという具体的な努力をした。

他方、緊急事態宣言には雨乞いの側面もあった。なぜなら感染にも降雨にも周期性があり、この周期を人間が完全に支配することは不可能だからである。しかし周期に合わせて「儀式」を行えば、すなわち宣言を発出すれば、それら周期に人間が関わったという実感を作り出すことができる。

自らの存続に関わると感じられる現象に、自分たちが影響を及ぼすことができるという実感は人が生きる上で欠かせない。しかし緊急事態宣言には、雨乞いとおまじないにはない側面があった。それは、行政区という極めて大きな地域に営業制限や入場制限といった大きな網をかけたため、実質的被害を被る人が大量発生した点である。

なぜ「禍」なのか

緊急事態宣言を儀式やおまじないの文脈から見ていくと、「コロナ禍」という言葉の深層にある心理も見えてくる。ユング心理学に詳しい公認心理師の大塚紳一郎《しんいちろう》が筆者との雑談中にこんなことを口にした。

コロナ禍には、「禍《まが》」という字が入る。誰ともなく使い出し定着したこの呼び名には日本人の何らかの集合意識が働いているのではないか。

これを聞いて私は思わず膝を打った。NHK放送文化研究所の滝島雅子《たきしままさこ》によると、「コロナ禍」は2020年3月中旬辺りからメディアで使われ出し次第に定着していった。滝島は、コロナが引き起こすさまざまな不幸や問題を一語でインパクトをもって表せる言葉が「禍」であったため、使われるようになったのではないかと分析する。[23] しかしこの広がりは、単なるメディア戦略の成功なのだろうか。狙っても広がらない言葉が山のようにあることを踏まえると、他の理由もありそうだ。

そこで「禍」の語源に遡ってみたい。禍の語源には、残骨《ざんこつ》を用いて呪いをかけること、またそれによってもたらされる災いという意味がある。[24] もしあなたが「禍」という言葉に何らかの不気味さを感じるのであれば、それはこの言葉の磁場を感じ取っているということだ。「コロナ禍」が定着した背景には、「禍」の語源に、私たちが引き寄せられた現実があるのではないか。

世界の人格化

人々の行いを天体や森林などの人間でないものが眺めており、悪《あ》しき行いをすると罰せられるといった世界観を、本章で引用したダグラスは「個人が宇宙と人格的に結合している」と表現した。[21] これをここでは「世界の人格化」と呼ぶことにしよう。

雨乞いのような天地に働きかける儀式は、このような世界観を持つ社会でよく見られるが、日本はどうか？　日本では、感染拡大が起こる度に若者、夜の街、飲食店、オリンピックといった悪者探しが行われ、それを取り締まる「自粛警察」も現れた。この終わりなき悪者探しには、感染拡大は悪しき行いによってもたらされるという「世界の人格化」があったのではないか。

それを踏まえると、災いをもたらす人々の行動を正すという道徳的な意味合いが、緊急事態宣言にはひそやかに込められていたということになり、それは「気の緩み」が解除後に警戒されたこととも矛盾しないのである。

5章

私たちはなぜやりすぎたのか

――日本社会の「感じ方の癖」

文化人類学にはいくつかの理論があるが、その一つに「文化とパーソナリティ」と呼ばれる潮流がある。文字通り、文化がその文化を保持する人々の性格を形作るという考え方だ。この理論の代表的な論客は、共にアメリカの文化人類学者であるルース・ベネディクトとマーガレット・ミードである。

私たちにとって最も身近な「文化とパーソナリティ」の議論は、1946年に出版されたベネディクトによる『菊と刀』[1]であろう。第2次世界大戦中の日本人の行動を、日本社会という環境が育んだ性格という観点から解説した一冊だ。日米が交戦状態にあったことからベネディクトは訪日できていない。フィールドワークを重要視する文化人類学においては異例の書だが、日本国内でベストセラーとなった。

本書は日本についての事実誤認も含まれており批判も多い。しかし、きまりを守って丁寧な振る舞いを心がければ相手は自分の本音を察してくれるという期待や、人目を気にし、はみ出た行いをしないよう心がけるといった行動が、日本の歴史や教育のあり方によって育まれているという彼女の分析は、多くの私たちをうなずかせるところだろう。

「文化とパーソナリティ」が現在の文化人類学において振り返られることは少ない。理由は、グローバル化で社会の流動性が高まったこと、「国民性」という概念そのものへ異議申し立てが行われたこと、社会の少数派が排除されているといった批判が起こったことなどがある。

これら批判は妥当なものだ。しかしコロナ禍という非常事態は、同じ疾患でありながら対策のあり方に各国の特徴が表れたという点で、文化が形作る人々の思考・行動様式の存在があらわになった3年であったといえるだろう。*

だからこそ「文化とパーソナリティ」が受けた批判を引き受けつつも、非常時に表れる「日本人の思考の癖」を把握しておくことは必要ではないか。なぜならそこを理解しておかなければ、業種や学問別に細分化された議論を重ね、行動計画や提言なるものを作ったとしても、その基底にある思考の癖にそれらがのみ込まれ、使い物にならなくなることは十分予想されるからだ。従って私は、「日本人」を「日本社会にて長期間社会化され、母語を日本語とする人びと」と批判を承知の上で定義し、巨視的な観点からコロナ禍を分析してみたい。

＊ 人類学者であれば、「同じ疾患」という点に批判を加えると思われるが、ここに踏み込むと話が相当に抽象的になるため、今回はこの観点からは論じない。

1　文化の型——ベネディクトの議論

先に紹介したベネディクトは、著書『文化の型』[2]の中で人間集団はそれぞれある「型」に基づいて統合されているため、その集団の中で行われている何事かを理解するためには、それだけを抜き出して観察しても意味はなく、常にその型の中で役割と価値を理解せねばならないと説いた。

ただこの型は壊れてしまう場合もある。ベネディクトはそのことをディガー・インディアン（カリフォルニア先住民）の首長・ラモンの言葉をもって次のように比喩的に解説した。

「はじめに神はコップをすべての人びとに与えた。粘土のコップである。そのコップから人びとはそのいのちを飲んだ」

「みんな水につかってしまった。でも連中のコップはそれぞれ別だった。わしらのコップはいまではこわれてしまった。それは死んでしまったのだ」

人々はそれぞれ別の形のコップ（＝文化の型）を神から与えられ、そこに注がれた命を飲んで生きている。しかしディガー・インディアンのコップは欧米文化の侵食を受けて壊れてしまった。

この話を引きつつベネディクトは、「(コップの)かたちこそが根本」であり、そのコップが壊れて別の形のものに変えられてしまえば、人びとがたとえ生きていても、その人たちの生の形は別の何かになってしまうのだと述べる。

それでは日本はどうだろう？　丸山眞男、土居健郎、中根千枝といった日本の政治思想及び日本社会の論客が論じてきたのは、江戸幕府が倒れるとか、天皇が君主でなくなるとかいった国の形が根本から変わるような事態が生じても、日本人の「コップ」はいまだ形をとどめている、つまり別の何かにはなっていないという点だ。アメリカの批評家モリス・バーマンはかれらの議論を踏まえつつ、この点を次のように述べる。[3]

日本の国民心理が「リセット」を特徴にするにもかかわらず、「容器」ないし「文法」は奇妙なことに影響を受けないのである。

ベネディクトのいう「コップのかたち」、バーマンがいう「容器」ないしは「文法」とはどのようなものだろう。コロナ禍における日本人の反応・対応が第2次世界大戦時のそれと類似していることは各所で言われてきたが、[4-6] 本章もそれらに倣ってみたい。そうすることで、日本人の思考の癖の一端がよりあらわになるからだ。

精神論による失敗——旧日本軍との共通点

私が参照したいのは、第2次世界大戦中の日本軍の敗戦を分析した『失敗の本質』[7] である。日本軍という組織を分析した一冊であるが、分析が実証的かつ精緻である上に、日本人の文法を描いた一冊として紹介しても差し支えない箇所が多々あると思われるため参照することとした。まず次の一節を読んでほしい。

日本軍のエリートには、概念の創造とその操作化ができた者はほとんどいなかった。個々の戦闘における「戦機まさに熟せり」、「決死任務を遂行し、聖旨に添うべし」、「天佑神助」、「神明の加護」、「能否を超越し国運を賭して断行すべし」などの抽象的かつ空文虚字の作文には、それらの言葉を具体的方法にまで詰めるという方法論がまったく見られない。したがって、事実を正確かつ冷静に直視するしつけをもたないために、フィクションの世界に身を置いたり、本質にかかわりない細かな庶務的仕事に没頭するということが頻繁に起こった。

本書では、精神論に過度に依存した日本軍の作戦が被害を拡大させていく様子が克明に記される。この状況はまさに2020年3月から2023年5月の日本ではないだろうか。必死の医療者と気の緩んだ国民という対比が作られ、感染拡大は気の緩みのせいであるという説明が政府・自治体関係者、医師などの専門家を中心になされ続けた。「今まさに正念場、瀬戸際」（2020年2月）、「瀬戸際の状態が続いている」（2020年3月）、「拡大防ぐ最後のチャンス」（2020年11月）、「この6月までが正念場」（2021年4月）といった、これまた精神論としか言いようのないスローガンが感染拡大のたびに政府から発信され続け、[8]中には国民の一体感が足りないから危機が訪れていると述べる専門家も登場した。例えば2020年12月23日に日本医師会・中川俊男《としお》前会長は次のように会見で述べている。[9]

> 政府が今、緊急事態宣言を発令しても第1波の時のような効果が期待できないかもしれません。あの時のような、国民に、未知のウイルス感染症に対する連帯感を持った、危機感、緊張感を取り戻さなければならないのです。そのことが新規感染者の増加を減少に転じ、収束への突破口となるのではと考えております。

国民の「連帯感」「危機感」「緊張感」の欠如に感染拡大の原因を求める中川の姿は、「必勝の信念」を掲げて無謀な作戦を続行した戦時中の隊長たちの姿と重なる。

また、「（精神的な言葉を）具体的方法にまで詰めるという方法論がまったく見られない」という指摘もコロナ禍にそのまま当てはまってしまう。人口あたりで世界一の病床数を持ちながら、それらを柔軟に動かす体制は3年かけても十分に作れず、感染者が増加するたびに「医療崩壊」で恐怖が、「気の緩み」で罪悪感が喚起され続けた。実際、尾身茂《おみしげる》ら分科会のメンバーのインタビュー[10]や手記などを読むと、医療体制は大きく変えられないから国民の行動変化で乗り切るしかないという信念が指揮をとった医療専門家の前提にあったことがうかがえる。

このような信念は、経済学の立場から分科会に参加していた大竹文雄と小林慶一郎《けいいちろう》が早い時期から批判していたことだ。例えば小林は、第3波（2020年12月〜2021年1月）を総括した『文藝春秋』の特集[11]において、感染症の専門家は厚労省や保健所といった医療行政に遠慮があるため、医療提供体制の拡充を訴えるのは申し訳程度にしかできない。それが結果として「自分たちがやるのは国民の行動を変えることだけだ」という自己規定につながっているのでは、という指摘をしている。

ベネディクトは『菊と刀』において、物量で圧倒的に勝る米軍に日本の指導者が精神力で勝てると本気で信じていたことを驚きとともに描いたが、当時の指導者たちと類似した信念は、戦後から半世紀以上経ったコロナ禍でも見事に顔を出したのだ。

「(事実を正確かつ冷静に直視するしつけをもたないために) 本質にかかわりない細かな庶務的仕事に没頭する」事例も多数見られた。例えば英語論文になって海外にも紹介された[12]、2メートル近くあろうかというバトンを用いたリレー、マスクをして見ているだけの流しそうめんといった感染対策はその好例といえよう。

批判は好ましくない、なぜなら「頑張って」いるからだ

似たような事例はあまたある。例えば東京都は、緊急事態宣言中の2020年5月1日に「コロナ対策　東京かるた」なるものをホームページに掲載した[13]。アップロードされたPDF版の取り札と読み札をダウンロードして印刷し、取り札を切り離して遊ぶ仕様となっている。感染対策を覚えやすくすることが目的とのこと。

「せ：生産性　とっても高い　テレワーク」「や：やんちゃな子　オンラインで　静かに学び」「を：ウイルスを　収束させるぞ　底力」といった文言が並ぶが、ここにかけられた労力に見合った成果をこのカルタはどれだけ上げたのだろう。

しかしこのような形で精神論を掲げたリーダーを批判したり、庶務的仕事の奇妙さを批判したりすることは好ましくないのである。なぜなら皆、「頑張って」いるからだ。『失敗の本質』には、日本軍における指揮官の評価基準が、作戦の結果ではなく敢闘《かんとう》精神ややる気のような心意気に拠っていたことが記される。この傾向もコロナ禍で見られてはいなかったか。

個人的な経験になってしまうが、私はコロナ禍の初期から暮らしが感染対策一色に塗りつぶされることに批判的な意見を述べていたため、医師や感染症の専門家などからSNSやメールを通じて批判がしばしば届いた。内容は異なるものの共通点もあり、それは「命懸け」とか、「死ぬ気で」とかいった情緒的な言葉が多用されることだ。先の中川もその会見の中で、現場の医療者が膨大な業務量をこなし、心身の疲弊がピークを超えていても、「高い使命感」を発揮し「献身的に働いていること」を強調していた。

もちろんそのような心意気や姿勢には十分な敬意が払われるべきである。しかし「命懸け」や、「死ぬ気」が常態化しているのであれば、なおのこと労働環境を改善するべきだ。問題はむしろ、これら情緒的な言葉が批判を封じる役割を果たしてしまうこと。これらの言葉を掲げる人たちが、「命懸け」でも「死ぬ気」でもなさそうな人々に「自分たちはこんなに頑張っているのに」という批判の目を向け、不要な社会の分断が起こること。

膨大な税金が投じられたにもかかわらず、一部の医療者が、死ぬ気で働かなければならない状態が3年間も続いたことであろう。

ここまで文化人類学の理論である「文化とパーソナリティ」及び、『失敗の本質』など日本社会を描いた書籍を参照しながら、コロナ禍に関連する日本人の思考の癖を抽出してみた。とはいえ、これらは日本思想や日本史の専門家などが繰り返し指摘してきた特徴であるため、さしたる新しさや深みはない。

従って私はこの議論を土台としつつも、「身体」という概念を新たに加えてみたい。なぜなら一時的であり得たはずの対応が年単位で恒久化してしまうという日本の特徴は、「思考」という領域にとどまっていては説明がつかず、より身体的な「感じ方」に近接しなければならないと考えるからだ。それは具体的にいうと、大して思いを巡らすことなく体が動いてしまう、そうした方がいいと感じられたからそう動いたというような即興的な身体の反応のことである。

2　「思考の癖」から「感じ方の癖」へ

「日本人の感じ方の癖」を論ずるため、「リスクの実感」という概念を導入したい。これは「ある特定のリスクがそこにあり、それにより自分の存在がなんらかの形で危うくなるかもしれず、故にそれは避けねばならないと感じられるありありとした身体感覚」のことを指す。*

実感には様々なものがあるが、リスクの実感の特徴はそれが未来についての想像力に根差している点だ。例えば、冬の空気を頬で感じているといった今ここで感じられる実感とリスクの実感は異なる。なぜなら前者は、今この瞬間に身体がなんらかの形で世界と関わることで立ち現れるが、リスクの実感は想像された未来に根差して生まれる身体感覚であるからだ。

リスクの実感は人間の行動を強く規定する。例えば摂食障害の当事者は、ケーキを一切れ食べたところで体重が急増することはないと頭ではわかっている。しかしリスクの実感がそれを許さない。考えただけでブクブク太る未来が想像されて身がすくんでしまうのだ。[14]

科学的知識がないからこのようになってしまうと考える人もいる。しかしリスクの実感は、正しく学べば直ちに覆るといった代物ではない。なぜならこの実感は、「そう考える」ことはできても、「そう感じる」ことは難しいと表現するにふさわしい、身体に埋め込まれた感覚であるからだ。

集合的なリスクの実感

日本の健康をめぐるパニックの特徴は、リスクの実感が集合的に醸造され、それに呼応する形で起こった即興的な社会変化が年単位で保持されることである。その典型が、新型コロナによる芸能人の死とそれに追随した社会変化だ。

2020年春に志村けんさんと岡江久美子さんが相次いで新型コロナで亡くなった。遺骨を手にした家族が悲痛な表情を浮かべる姿や、葬儀会社が遺骨を玄関先に置いて去る姿がセンセーショナルに報道される中、新型コロナで亡くなると遺体に触れるどころか火葬にも立ち会えないという理解が社会に広まった。

遺骨から感染するといった警告がWHOのような国際機関や医学界などから発信されて

＊ 詳細は拙著『他者と生きる』第1-2章を参照してほしい。

いたわけではない。しかし、「これが新型コロナの恐ろしさです」「最後のお別れができなくなってもいいんですか」といった情緒的な警告が繰り返され、国民は新型コロナをそのような病気として理解した。

この極端な状況にリアルタイムで批判を加えた医療専門家はもちろんいた。しかしその声は社会に広がることはなく、看取りや火葬時の厳格な立ち会い制限を3年にわたり続けた施設が多々あった。*未曾有《みぞう》の事態に直面した人々が過激な対応に走るのはさして珍しいことではない。奇妙なのは、それが年単位で恒久化する点だ。これをどのように理解したらいいだろう。

まず準備段階として、集合的なリスクの実感が二つの成分で構成されることに注目したい。一つ目の成分は、疾病に罹患《りかん》することへの恐怖、二つ目は、他者から糾弾されることの恐怖である。前者を「生物的なリスクの実感」、二つ目を「社会的なリスクの実感」と名付けたい。

例えば3章では、県境を越える移動の自粛を妙だと感じつつも、感染時に「県外にいたから」と批判されることを恐れ、県内にとどまり続ける市民のエピソードを紹介した。これは生物的なリスクの実感より、社会的なリスクの実感に基づく判断が人々の動きを制限した典型例である。

社会的なリスクの実感に基づいて行動が制限されると、試行錯誤の機会が奪われる。滑り台を怖がる子どもが実際に滑ってみることで、怖くない滑り方を学んでいくように、強烈なリスクの実感が想像力の中で仮に醸成されていても、その実感は、「やってみる」という実践を通じて調整される。しかしリスクの実感に社会的要素が多分に含まれる場合、試行錯誤を通じ「全くやらない」と「やりすぎる」の中間を探ることが困難になる。やってみた先の失敗が許容されづらくなるからだ。「何かあったら責任が取れるのか」というように。

新規感染症について「とりあえず罹ってみよう」という手段は許容されないため、滑り台と新型コロナを同列視することはもちろんできない。しかし新型コロナの罹患者が増え、この疾患についての経験値が蓄積される中、「ノーガード」と「過剰なガード」のどこに立ち位置をとればいいかを世界中が模索し、人々は拘束のない日常を徐々に取り戻していった。

ところが日本は、法で強制されたわけではないにもかかわらず、「過剰なガード」に近い「頑強なガード」から立ち位置を動かすことが3年間ほとんどできなかった。2022

＊ 詳しくは拙著『他者と生きる』第4章を参照してほしい。

年12月にカタールで開催されたサッカーワールドカップにおいて、日本からの応援団も含めた現地の観客がマスクなしで大歓声を送る一方、日本のパブリックビューイングではマスク着用、声出し自粛が求められる。それほどの違いが生じたのだ。

なぜこのような事態になってしまったのか。その理由の一つは、指揮をとった人々の精神論にあるだろう。気の緩みが感染拡大を招くという意識をリーダーが持ち、その言葉を無批判にメディアが拡散する限り、ガードを下げられるはずはない。少しでも緩めたら「気の緩み」と糾弾される可能性があるからだ。

とはいえ、これだけでは説明がつかない。個々の国民が自主的に選び取った感染対策の数々は、リーダーの号令を意識してというより、その場その場の状況に応じ、「選んだという意識すらなく」選び取られていたはずだからだ。しかしそうであるにもかかわらず、集団としては極めて似た行動が3年余りの間立ち上がり続けた。この奇妙な社会的協奏をどう捉えるべきだろう。*

慣習の力とハビトゥス——「われわれの内部に組み込まれた社会」

鍵となるのは慣習の力である。慣習とは「特定の社会集団が共有する特徴的な行動様式の全体」[15]を指す。例えば日本人にとっての慣習は、お辞儀をするとか、食事の前に手を合わせていただきますと言うとか、家に入る前は靴を脱ぐとかいった、さして考えることもなくやってしまう行動のことだ。

慣習はあまりにも当たり前であるゆえ顧みられることは少ない。しかし私たちの生活は慣習で埋め尽くされており、それがなければ生活自体が成り立たない。対人関係の作法（あいさつや謝罪の仕方、話す時の身のこなし方や言葉遣い）、食事の仕方（正しい箸の持ち方・使い方）、起きる時間から寝る時間までの一日のリズムの作り方など、慣習の現れる場所は多岐にわたり、子どもは反復学習を通じそれらを身につけ、社会の一員となっていく。

これは、個性や多様性をたたえる社会においても変わらない。通りすがりの人を切りつけたり、スーパーでボール遊びを始めたりする行為が個性や多様性の発露とみなされることはないように、それぞれの社会には許容されることとされないことがある。慣習にはそれぞれの社会の倫理観が埋め込まれており、慣習通りに振る舞うことはその社会において倫理的に振る舞うことにつながるのだ。

＊ 評論家の與那覇潤はフランスの歴史人口学者・家族人類学者のエマニュエル・トッドとの対談の中で日本の特徴を「総じて体制順応的なのに、上からの権威主義は意外に弱い」（『危機のいま古典をよむ』而立書房、2023年）と述べ、この傾向は江戸時代から続くと述べる。

ではこの慣習は何から生成されるのか。それを「ハビトゥス」という概念装置を用い解説しようと試みた社会学者がフランスのピエール・ブルデュー（1930〜2002）である。端的に説明するとハビトゥスは、社会化の過程で個々人の身体に埋め込まれた、言葉や振る舞い、さらには趣味のような心的傾向を生み出す装置のことを指す。ブルデューの対談相手を務めたフランス文学者の加藤晴久《はるひさ》は「われわれの内部に組み込まれた社会である」とハビトゥスを言い換え対談を進めた。[16]

例えば日本では、電車で通話をしないことがマナー（＝慣習）となっている。このため大抵の電話は無視されるが、どうしても受けないといけない場合、手で口を隠したり、すぐに折り返すと小声で伝えて電話を切ったりする。伝えられた相手はすぐに状況を察知し、話を手短に済ませる。

無視をする、手で口を隠す、小声になる、話を手短に済ませるといった所作は、考えた末に選び取られた振る舞いではない。むしろこれらは状況に応じて即興的に選び取られた所作であり、私たちにそれができるのは、電車の中でのしかるべき振る舞いを反復の中で学んで身体化しているからである。ただあまりにも自然な所作になっているゆえ、私たちは学びの歴史を普段思い出すことはない。だからこそブルデューは、「身体化され、自然となり（中略）忘却された歴史」[17]とハビトゥスを定義付けた。

またハビトゥスを用いると、私たちが慣習を反復するだけの自動人形ではなく、慣習の制約を受けながらもそのうちに自由を持つ存在であることが明らかになる。例えば先の電車事例において、私たちは周りの乗客の邪魔をしないという慣習の制約を受ける。しかし、かかってきた電話にどう対応するかは、直ちに切る、乗客の少ない車両に移動する、最寄り駅で降車しかけ直すなど、無数のバリエーションが考えられる。音符の数に制限があっても作られる音楽のバリエーションは無限であるように、私たちの身体に織り込まれたハビトゥスは、制限の中でも自由に振る舞う余白を私たちに与えるのである[16・17]。

本書で扱ってきた感染対策を慣習とハビトゥスという観点から捉えると、次の結論を導くことができる。

新型コロナにおける日本人の感染対策は「頭」で行われていたのではなく、「身体」で行われていた。政府・自治体や医療専門家、さらにはメディアが発した情報は日本人の身体によく響き、集合的なリスクの実感が国民レベルで一瞬にして立ち上がったため、法的な拘束力をほとんど行使せずに、国民レベルの行動変容を素早く起こすことが可能となった。

この行動変容を規定したのは、置かれた場に応じた役割を全うし、場の安定に貢献することを可能にする日本人のハビトゥスである。

このハビトゥスは、集合的な対策を素早く生成するという点でコロナ禍初期には力を発揮した。これまでの慣習の応用が効いたのである。しかし座学なしで即興的になされた対応であったため、新型コロナの経験が積み重なり、この病気を頭で理解する機会が訪れても、身につけた振る舞いを捨てられなかった。頭ではわかっても、身につけたようにしか身体は動かないからである。

日本人のハビトゥスは、感染予防に高い適応性を持っていた。あなたの無自覚な行動のせいで弱い人が命を落とすかもしれない、つまり「迷惑をかけたら人が死ぬ」という脅《おど》しが至る所から降ってくるのである。自分がいかに迷惑をかけない人間であるかを、皆が身をもって証明しなくてはならなかった。監視の目は社会に張り巡らされ、迷惑をかけた人はいや応なく糾弾された。

本書では奇妙な感染対策の数々をいくつも紹介したが、これは電車で話す時にもう片方の手で口をさっと覆ってしまうことと同じ、ハビトゥスによって生み出された身体技法の数々と捉えるべきだろう。身についた振る舞いだからこそ簡単には変えられない。それが変わる時があるとしたら、社会の中の迷惑の基準が移動する時だ。それが日本の場合はコロナが5類に移行した2023年5月だったのである。

コロナ禍で指導的な役割を果たした人々は、日本人のハビトゥスを巧みに刺激し慣習行動の延長としての感染対策を集合的に生成することに成功した。それはある面では社会を救い、ある面では社会を痛めつける結果となったのである。

私たちはなぜやりすぎてしまったのか

3年余り続いたコロナ禍の感染対策は、新型コロナを抑え込むという一点のみにおいては効果を発揮したかもしれない。しかし、不登校、失業者、自殺者の増加、看取りの機会の剝奪《はくだつ》など、感染対策と引き換えに社会が被った犠牲は看過できない。

ところが、それに対して何か振り返りがなされているかといえばそうでもなく、コロナが5類に移行してから1年も経過しないうちに「コロナ」を冠した記事はあまり読まれなくなっていった。* これでいいのだろうか。「私たちはなぜやりすぎてしまったのか」と問うことなく、次なるパンデミックを迎えていいのだろうか。

文化人類学者としての私の見立てに従えば、やりすぎの原因は日本人の科学リテラシーの低さといったところにはない。問題の根本は、ここに記したような日本人の考え方と感じ方の癖、すなわち「日本文化の型」に起因している。従って同じことを繰り返したくないのなら、その型がどのような力を発揮し、それによって我々がどう導かれているのかをつまびらかにするものの見方が必要であろう。

この社会の表層と深層

自粛の名の下に行われた感染対策のあり方を眺めると、日本は明文化されない慣習の力によって社会の統合をいまだ図ることのできるユニークな国家であることがわかる。20世紀の人類学者が好んで使った用語を用いるのであれば、日本はいまだ原始的（primitive）な側面を残す社会ということだ。

ただ文化人類学でいうところの「原始的」に、ネガティブな意味は皆無である。欧米を手放しで称賛し、そうでないものをおとしめる態度こそ私たちの目を曇らせる――本章で紹介したベネディクトは、いくつもの著書でこの警告を発し続けた。

そのベネディクトは、人間集団は考えられる全ての行動パターンが並べられた「偉大な弧（a great arc）」から一部を切り出して社会を形作ると述べる。切り出された箇所が異なるから人間社会は多様であるし、切り出された箇所が異なるだけだから優劣をつけることもできない。何よりも大切なことは、一見風変わりに見える行動や思考の様式が現れる文脈を捉え、それら様式が社会の統合にどのように寄与しているのかを明らかにすることだ。

他者の目を気にし、人に迷惑をかけないように振る舞うという日本文化の型は、自己責任論の文脈とともに近年断罪されることが多い。しかしこのような振る舞いの根底にあるのは、「誰もが他者によって生かされているから、自分の振る舞いがどう世界に影響するかを考えよう」という世界観である。それ自体にいいも悪いもないはずだ。

だからこそこの傾向が社会の表層にどのように現れ、どのような結果を導くのかを冷静に分析せねばならない。それを可能にするのは社会の表層と深層を行き来する立体的な情報収集と分析であるはずだ。

しかし、疾患についての生物学的・疫学的な知識、患者や医療従事者のルポ、「差別はやめよう」といった啓発に情報発信が偏ったコロナ禍では、この点が圧倒的に欠けており、それが長期的な社会の痛みを放置する一因となったというのが私の分析であり結論である。

＊　本書の元となった連載は2023年4月から始まったが、8月上旬の時点で連載担当の金澤記者が「コロナ」が見出しに入っているとあまり読まれないと頭を悩ませていた。これほどの速さでコロナの記事は読まれなくなっていったのだ。2020年5月には「コロナ」が見出しに入っていないと読んでもらえないと頭を抱えるウェブメディア編集者もいたというのに。

「医療」という文化——残された課題

本章で未着手となった論点として医療従事者、とりわけ指導的立場や病院経営に関わる医師のハビトゥスがある。これは分析に至らなかったものの、コロナ禍を理解する上で極めて重要と私が考える論点だ。健康をめぐるパニックはこれまで様々なものがあった。しかし医療従事者の声が社会の隅々に行き渡り、暮らしのあり方のみならず、私たちの感じ方・考え方にまで影響を与えた非常事態はこれが初めてであろう。

私は医療人類学者として多様な医療従事者の話を聞く機会に恵まれ、医療系の大学に5年間勤務した経験も持つ。それを踏まえて確信するのは、医療者集団は医師を頂点とした強固なヒエラルキーに支えられる独特の組織構造及び就労形態をとっており、そこになじむことで生まれるものの考え方、感じ方、言葉の選び方、倫理観には特徴があるという点である。

暮らしへの医療の影響力が今後ますます強くなることが自明の今日《こんにち》、かれらの言葉を奉るわけでも、軽蔑するわけでもなく、冷静に相対化して受け取る方法論（「姿勢」でも、「力」でもないことを強調したい）が医療の外側の人々に求められている。医療の倫理がそのまま暮らしの倫理になることはないのだから。

　最終章では、暮らしを感染対策で埋め尽くすことに抗い続けた介護施設いろ葉を紹介したい。俯瞰的に見ると同じようなパターンを辿るように見える社会であっても、中には多様性があり、それを見つけることが未来への希望につながることもある。文化人類学は普遍と多様を往還する学問だ。

補論5

ありきたりの発言に勇気を要した日

1回目の緊急事態宣言が出される2日前の2020年4月5日、「BuzzFeed Japan」に私へのインタビューが掲載された。インタビュアーは同社記者（当時）の岩永直子《なおこ》、タイトルは「「問われているのは『命と経済』ではなく、『命と命』の問題」医療人類学者が疑問を投げかける新型コロナ対策」。この中で私は感染対策を全てにおいて優先させることが命を大切にすることであるという世の中の流れや、命と経済というわかりやすい二項対立を作り、経済の中に命は存在していないかのような物言いに批判を加えた。

しかしこのインタビューを受けることには、かなりの勇気を必要とした。というのも当時の空気で次のような発言をしたら、相当な批判にさらされることは明らかだったからである。在野の研究者になったばかりであったこともあり、こんなことを言ったら早々に自分の首を絞めるのではないかと記事の出る日の夜は緊張で寝つけなかった。

実際「現場を知らない人間が何を言うか」「もっと勉強してください」「お花畑の学者はお気楽でいいですね」といったいくつもの批判が医療関係者を中心に飛んできた。それ以外にも「こんなことを言われるなら私は医師を辞めます」といったSNSの書き込み、私がいかに勉強不足かが滔々《とうとう》と記された医師からの手紙など、さまざまなものが送られてきた。

私は命の現場が医療だけとは思っていない。そのような現場があるとしたら、それは一人ひとりの暮らしそのものだろう。加えて、医学に詳しい人は、他領域についての勉強が不足していると思っているし、医師という資格が与える特権が人生をある側面ではお気楽にさせてくれることも知っている。だからこの後も繰り返されたこの手の批判は、平気ではないにしろ、辟易しているところがある。

しかし世の中が非常事態になり、不要不急という言葉が蔓延《はびこ》ると、こういった放言を正義感から吐き出す専門家が次々と現れ、それに対し賛辞を送る人が大勢現れることは今でも恐ろしいと思っている。

以下では同インタビューの前半部を掲載する。割愛部分も似たようなことを言っているので興味のある方は全文をネットで見てみてほしい。こんなありきたりの発言をすることに、勇気が必要な社会を生み出してはならない。

*

管理社会に向かう可能性への危惧

——新型コロナ対策は医学に基づいて決められていますが、人は医学だけでなく、経済やその他暮らしを決める様々な要素に関わって生きています。でも、それぞれの価値観で自由な生活をしてしまったら、人に感染を広げる恐れもある。公衆衛生とリベラルな価値観は相性が悪い面があると思うのですが、どのように見ていますか？

白か黒かを出せない問題ですね。

私は個人的にこれまでの日本の対策は全く問題がないわけではないにしろ、かなり評価できるのではと思っています。

データを根拠にして、3密（密閉空間、密集場所、密接場面）を避けることを繰り返し要請し、クラスターを抑え込むという対策を関係者の方が懸命にやってくださったおかげで、できるだけ人権を制限せずにここまで来ることができたからです。

しかし感染者の増加を受けて、もっと強力な制限を加えるべきだという声が日本社会でも高まっています。

海外では、二人以上で会ってはいけないといった制限や、オーストラリアで見られるような、合理的な理由がない場合は外出禁止で、それを破ったら罰金が科せられるといった政策も取られています。

韓国では近所に感染者が出たら、その人がいつ、どのバス停からバスに乗り、どこで降りたかといった情報がスマートフォンに事細かに通知されるそうです。

もちろん、現在の新型インフルエンザ等対策特別措置法では上記のような措置は難しいと考えられます。ですが私たちはその先に、そのような制限や監視まで自ら望むのでしょうか？

すでに専門家の方達が問題点を指摘していますが、審議の期間がほとんどないまま改正案が成立した特措法による緊急事態宣言は最大2年間引き延ばすことができ、その発動や解除に国会の審議はいらず、報告のみで良いとされています。

この要件については歯止めとして十分でしょうか？

いったん権力に個人の自由を制限する権利を与えれば、それはどんどん加速する恐れがあります。個人の生活を細かに追跡するシステムがいったん確立されれば、それは他の目的にも転用できるでしょう。

感染は拡大しないほうがいいに決まっています。しかしそれを止めるために、私たちは決して明け渡してはならない何かまで明け渡すことになるかもしれません。

高まる市民の声で私たちの生活を制限・監視する力を権力に与え、もしそれが暴走した時、私たちにそれを止める力はあるでしょうか？

「不要不急」を医学の視点だけで決める違和感

——しかし、4月1日に公開された政府の専門家会議の提言では、携帯端末の位置情報を中心にした個人情報を積極的に使うことも選択肢となり得ると示されました。委員の一人の武藤《むとう》香織《かおり》氏は、究極の個人情報である遺伝子情報の取り扱いについて研究されてきた方で、会見で自ら懸念を示され、私も日本で監視的な手法が導入されかねないところまできているのだと警戒感を覚えました。

今、私たちの社会には強力な道徳が立ち上がっています。

それは「感染リスクを下げる行動は善」「感染リスクを上げる行動は悪」という道徳です。そしてその背後には医療崩壊をさせてはならない、亡くなる人をできる限り出してはならないという道徳があります。

これはあまりに正しすぎて反対することができません。私も医療崩壊はしないほうがいいし、亡くなる人は少ないほうがいいに決まっていると思っています。

でも、その絶対に反対できない道徳の前に、私たちの日々の生活の目的が「コロナにならない・うつさないこと」に集約され、その判断基準のもとに、私たちの日々の行動が、わかりやすい善悪で二分されていっています。

そして、「コロナにならない・うつさない」という善のためであれば、人権の制限も個人の監視も許すべきだ、そんな空気が世界を覆っています。

私のこんな意見を前に、今は緊急事態でそんなことを言っている場合ではない、と言いたい人も大勢いるでしょう。

でも私は、「そんなことを言っている場合ではない」という声がどんどん強まっているからこそ、反対できない道徳が何を奪い去っていくのかを考えねばならないと思うのです。

「命と経済」の話ではなく「命と命」の問題

――頑張っているけれども、そろそろそれでも追いつかなくなってきたというのが4月1日の専門家会議の提言だったと思います。個人の自由と、感染を広げないという全体の利益とのせめぎ合いですね。

はい、感染の拡大を止めるという医学の視点から制限を強めたい人はいると思います。その視点からは正しいと思います。

ただ私が感染拡大の議論を聞いていて疑問に思うのは「命と経済」の対比です。でも私は、これは「命と経済」の話ではなく、「命と命」の問題だと思うのです。

どういうことかというと、感染拡大を止めるという目的に添い、普段の生活を諦めている人たちの命も同じように危険に晒されているということです。

コロナにかかって亡くなりやすい人たちと、その人たちを守るためにこれまでの生活を諦めている人たちの命の両方が危うい状況になっている。その双方が「弱者」です。

「不要不急」という言葉があります。私たちは「不要不急」の外出を避けろと言われていますが、「不要不急」と言われたその先に、仕事をしている人たちがいて、その仕事をしている人たちにとって、その場所は「不要不急」どころか、「必要火急」です。

そして、その生活が回らなくなれば当然かれらの命は真綿で首を絞められるように危険に晒されていくでしょう。

——ＳＮＳで京都大学の先生が、とても強い言葉で飲みに行くなというツイートをしたことが話題になっていましたね（4月5日午前9時現在、20・7万いいね、11・8万ＲＴ）。

酒を飲んだら、会話するだろ。大声になるだろ。それが危険なことわからんやつは、とっとと感染しちまえ。一ヶ月会社休んで回復したら、みんなの代わりに仕事しろ。ただ、爺ちゃんばあちゃんの前には治るまで絶対でるな。／風呂はなるべく早く入れ！　帰宅後すぐがベストだ。

（宮沢孝幸〈Takayuki Miyazawa〉03:23 AM – 28 Mar 2020）

＊

はい。医学的な視点をお持ちの方の中には、そのくらい強い言葉を投げかけたくなる人もいると思います。でも「とっとと感染しちまえ」と言われた人たちが訪れる飲み屋には、その仕事がなかったら路頭に迷う人がいる。お金の問題だけでなく、不要不急と指差される場で日々生活することを人生の糧と生きることの意味にしてきた人たちがいるわけです。

（中略）

＊　宮沢はこの後、過度な自粛に対し警告を与える形に発言を変化させている。

自分の生活と補償は交換可能か？

――その時に、休業補償があるのであれば、いいのではないかと当事者からも出ています。「#自粛と補償はセットだろ」などのハッシュタグも広がっています。

はい。もちろん補償は大切だと思いますし、早急に出してほしいと思います。ただ経済の問題とは別に考えたいのが、金銭的保証と、生活の制限はトレードオフになるのかという問題です。

「月額30万円いただいたので、自分の日々の生活が監視・制限されることを許可します」

そんな形で私たちは自分の生活をお金と引き換えに明け渡すのでしょうか。コロナにかからないこと・うつさないこと、それだけが私たちの生きる目的で、それだけが私たちの前に突きつけられたリスクなのでしょうか。

この感染症は未だ出口が見えません。

その出口が見えないまま、緊急事態宣言が発令されれば、私たちの生活の目的はこれまで以上に「コロナにかからないこと、うつさないこと」に集約され、生活のあれこれが不要不急の観点から整理される日々が続くことになるでしょう。

そうやって私たちがありふれた生活を諦め、これまでの生活の中では決して許されなかったことを許容し、遂にはその生活に慣れる時、私たちはそこで何を手放し、失うことになるのかも想像すべきではないかと思います。

未来が不確定な時、不安に駆られた私たちはより大きな声の統制を望みます。それは安心を与えてくれるかもしれませんが、その安心は思考停止と表裏一体です。

緊急事態宣言が明日にでも発令されるだろう今だからこそ、そしてそれを求める姿勢があるからこそ、「感染拡大を止める」という絶対的な正しさが覆い隠す事柄に目を向けるべきだと思うのです。

6章
いのちを大切にするとは何か？
——介護施設いろ葉の選択

2023年10月8日。東京・下北沢にて劇団兎《うさぎ》座《ざ》による「脳天ハイマー」を観劇した。「ボケてんじゃねえよ、生きてんだよ！」、がキャッチコピー。幕が閉じ、役者がステージに出そろう中、隣の観客が涙を流しながらこうつぶやく。

「これを観られる人生でよかった」

だから私は心の中でこう呼びかけた。

「〝いろ葉〟はほんとうに、劇がそのままリアルになったような場所でした」

いろ葉とは、鹿児島県で複数の介護施設を運営する株式会社。劇のモデルとなった小規模多機能型居宅介護施設「ひらやまのお家」を運営する。いろ葉を利用するあるおばあちゃんが認知症と診断されたばかりの頃、「アルツハイマー」を「脳天ハイマー」と名付けていたというエピソードを劇団スタッフが知り、それがそのままタイトルになった。「アルツハイマー」ではなく、人間の進化系のような響きのある「脳天ハイマー」と言ってくれたことで、スタッフがむしろ病気のことを話しやすくなり、救われた気持ちになったのだという。ちなみに「小規模多機能型居宅介護施設」とは、利用者が地域の中で自宅を中心とした望んだ生活を送れるよう、通いと短期間の宿泊、訪問などの支援を提供する施設のことである。

私は2022年から23年にかけ、ひらやまのお家を2度訪問した。床は畳敷き、キッチンや居室は温かくデザインされていて、日当たりのよい場所には掘りごたつが置かれている。玄関の近くには土間があり、机の上にはいくつかの季節の野菜。民家の雰囲気を最大限に残した「施設」と表現すればいいだろうか。

兎座がいろ葉と出会い、ここをモデルにした劇を作ろうと思ったことはうなずける。生活全てが感染対策で塗りつぶされる社会の中、気持ちよく息が吸える踊り場を作り・守り続けた人々がいろ葉にはいた。私も兎座と同じく、かれらの存在をぜひ紹介したいと思ったので、最終章まで温存した次第である。

1 周到な準備とユーモア、「仕方ない」への抵抗

2022年3月、フィールドワークの宿泊先で宿の主人と女将《おかみ》にある方を紹介された。

翌日早速会いに行くと、お母様がいろ葉に入居していることが判明する。その方から手渡された冊子がいろ葉が紹介された「ブリコラージュ」（七七舎《ななしゃ》）。くしくも私が不定期連載を続ける介護雑誌である。話はトントン拍子で広がった。すぐさまいろ葉代表・中迎聡子とLINEでつながり、その日のうちに訪問日も決定される。フィールドワークの醍醐味《だいごみ》は、こういう予想外の展開にある。

訪問日の朝、コバルトブルーの乗用車で中迎が私を迎えにやってきた。ピンクと金色に髪が染まっていたのでひときわ目立っている。本当は全部ピンクにしたかったが、初めての美容院だったため遠慮をし、金色が残ってしまったとは本人の後日談。

初めて足を踏み入れたいろ葉は、驚きの連続だった。日本中ありとあらゆるところに設置されたパーティションやビニールシートは一つもない。お年寄りは誰もマスクをしておらず、スタッフもしている人としていない人でまちまちである。東京から来たと言っても嫌がるそぶりは一切なく、ワクチンを打ったかとか、検査をしたかとかも聞かれない。一人の訪問客としてスタッフは接してくれた。

その中でお年寄りたちは思い思いの日々を過ごしていた。ソファに座ってぼーっとしている人、隣の人のおかずを取って食べてしまう人と気づかない隣の人、畳に寝そべってゴロゴロしている人、洗濯物干しを手伝っている人、私にお菓子を出すようスタッフに指示する人。

感染予防のため食事は孤食、面会はもちろん禁止、時には私語すらも制限され、クラスターが起こったら部屋からも出られない。フィールドワーク中に目に、耳にしたいくつかの介護施設といろ葉はあまりに異なっており、コロナ禍の介護施設にこんな所があるのかと目を疑った。

「今は仕方ない」という一言で奪い取られた暮らしのありふれた風景は、コロナ禍の3年間でいくつあったろう。しかしいろ葉にはそれらが失われずに全てあった。なぜならいろ葉は、日本を埋め尽くした「仕方ない」に周到な準備とユーモアで抵抗をし続け、利用者の暮らしと命を守り抜いた人々だったからである。かれらのコロナ禍は一体どのようなものだったのか。

「何を差し置いても感染対策」ではない道へ

コロナが日本にやってきたばかりの2020年春。いろ葉も他と違わずマスク作りにいそしみ、県をまたぐ移動を控えるスタッフが何人も現れた。しかし、勉強会をいろ葉の入居者を診る医師の一人である森田洋之《ひろゆき》とともに開いたり、率直に不安を打ち明け合う場を繰り返し持ったりする中で、「何を差し置いても感染対策」という世間の思考パターンから少しずつそれていった。
例えば、いろ葉が持つ住宅型有料老人ホームの一つである「坂の上のお家」の管理者・岩下は、スタッフそれぞれにマスクの着用判断が委ねられていた理由を次のように述べる。

マスクイコール、結核のイメージが強い方もいらっしゃって。マスクをして近づいたら「お前結核や！」と言われたこともあります。90代ぐらいになると、なんかそんなことを言われたり。また認知症の深いお年寄りさんの場合、こちらの表情がわからないと混乱して大声を出す場合もありました。あと、常にマスクをしていた時期は私たちももちろんあったのですが、表情も伝わらない上に、耳も遠いから、耳元で大きな声を出さないと聞こえない。マスクの脇からスースー息が出ちゃう。「これなら（マスクをしていても、していなくても）結局一緒だよね」と。そういう積み重ねの中で今に至るという感じですね。

いろ葉では、マスクに大きな意味が持たされていなかった。コロナ前からマスクを手放さなかったスタッフもいるが、彼はそういう人として理解されていて、「コロナ脳」などと揶揄《やゆ》されることはない。逆にマスクをしていなくても、「反自粛」と指さされることもない。

いろ葉で働きつつ、地域の介護タクシーの運転手も務める軸屋は、マスクどころか、会話をしただけで職員から注意されていた他施設のおばあちゃんが、その後コロナに感染していたことを知り、マスクありきの感染対策にますます疑問を覚えるようになったと話す。同様にひらやまのお家の管理者・岡原は、「風邪をひいているとか、花粉症とか、なんらかの理由があるならマスクをつければいい。でもみんながつけているからつけるというのはおかしいのではないか」といった理解がスタッフの間に共有されていたと話した。

世間の感染対策に疑義を呈すると同時に、いろ葉スタッフは2020年から入念な備えも続けていた。何度もスタッフミーティングを開き、クラスター時のゾーニングの仕方やスタッフの動き方を検討した。行政文書には全て目を通し、何が決まっていて、何があいまいなままなのかをはっきりさせた。有事でストレスとなるのはモノがないことなので、防護服などの感染対策グッズを段ボール箱で2週間分まとめ、有事にはそれを運んでくるだけでよいようにした。装着訓練ももちろん行った。

これだけを聞くと、いろ葉は大変真面目な集団のように思えるはずだ。しかしいろ葉の魅力は、大真面目の中に常に笑いを忍ばせることであり、中迎はこれを「いろ葉流のリスクマネジメント」と呼ぶ。

「コロナ基金」と「モニタリング」

例えばコロナ拡大の初期、いろ葉では「コロナ基金」なるものが設立された。これは、「ミツバチ（＝コロナを施設に運んでくる人）は絶対に自分たち（スタッフ）」という考えのもと、かれらが「クリーンな人」と呼ぶ、限りなく陰性に近いスタッフを常時用意しておくための試みの一つである。

基金の対象となったスタッフは、一定期間、施設と家の往復しかしない。こうすることで感染リスクはかなり下がるため、万が一クラスターが発生した場合、外回りや陰性のお年寄りのケアに重点的にあたってもらうことができる。

基金に参加したのは、一人暮らしや子どものいないスタッフ。かれらには1日あたり567（コロナ）円の補助金が支給されるとともに、食料品や日用品など必要な物資はネットスーパーで購入をした。代金はもちろん会社持ちである。買い物リストの中には、「今これは必要なのか？」という品物が入っていたこともあったというが、そのようなことも含めて「面白さ」と中迎は捉えていた。

さらなる取り組みは「モニタリング」である。仕掛け人のスタッフが、それぞれの施設に「〇〇さんが濃厚接触者になったらしい」と電話をかけ、現場の動きがどうなるかを観察する。現場には観察をしつつ、不安になったスタッフが家族に連絡するのを阻止する人まで配置されていた。

モニタリングには施設ごとの特徴がよく表れた。例えばひらやまのお家では、不安になったスタッフがぞろぞろ連れ立って同じ方向に動いてしまい、クリーンなスタッフが自ら濃厚接触者になってしまうという事態が生じた。他方、坂の上のお家は、スタッフが「どうしよう、どうしよう」となっただけで何もせず、一番の低評価となってしまった。ただ、坂の上のお家の管理者・岩下は、連絡直後テーブルに置かれていたヨックモックを机についたスタッフの前でおもむろに食べ始め、その冷静さに驚いたかれらから「この人についていこう」という厚い信頼を勝ち取っていたことも付け加えておきたい。

モニタリングの結果は、後のミーティングで細かく検証され、クラスター本番に備えられた。

2 ― クラスター発生、驚きの発想

2022年2月。いろ葉にとうとうクラスターがやってきた。

発生したのは、ひらやまのお家。1日の利用者は10人弱であるが、通所と宿泊が入り交

じるため人の流れという点では一番複雑である。

ただこの時、ひらやまのお家で1月から新たに始めていた準備が功を奏した。日本は第6波の最中で鹿児島県でも感染者が増加。クラスターがいつ発生してもおかしくない状況になったため、利用者とスタッフを星組、月組、宙組《そら》の三つに分け、一つの組でコロナが発生しても、残りの二つの通所・宿泊、出勤を止めればそれ以上広がらない仕組みが試された。

突然のグループ分けに初めはスタッフも家族も混乱したが、徐々に皆が慣れていき、そろそろ元に戻そうかと話していた矢先、宙組スタッフがコロナに感染する。星組、月組の利用者・スタッフは訪問介護に切り替わり、濃厚接触者と陽性者が出た宙組利用者6人については、宙組及び応援スタッフの8人が、泊まり込みでケアにあたることとなった。

6人のお年寄りはさらに3グループに分類され、それぞれの状況に応じて細かな対策がとられた。詳細は中迎聡子の著書『最強のケアチームをつくる——いろ葉の介護は365日が宝探し』[1]に書かれているため省く。代わりにここでは、クラスター時のいろ葉独自の発想と収束までの道のりを助けた運営スタイルに注目し紹介したい。

まず目を向けたいのが、濃厚接触者となった宙組スタッフの扱いである。いろ葉は、7日の自宅待機といった対応はとらず、体調に問題がない場合は、かれらにそのまま働いてもらった。この理由を中迎は次のように説明する。

職場が逼迫してしまうのは、濃厚接触者を休ませて、クリーンな人（＝感染者でも、濃厚接触者でもない人）を働かせてしまうから。これをやると（新規感染者が出るたびに）濃厚接触者がどんどん増え、働く人がいなくなる。だからクリーンな人はクラスター現場には入らず、外回りを担当し続けてもらう。濃厚接触者は、自分は陽性だと思って現場に入ってもらう。一番の目的は濃厚接触者の無限ループを避けること。

これは従来の考え方をひっくり返した驚きの発想であるが大きな利点があった。それは陽性者の最大数がわかるため、クラスター終了日が予想できる点だ。今回は、利用者とスタッフを合わせた14人が全員コロナに感染しても、3月中旬には通常開所ができるという見積もりが立った。このため週5日ペースで親を預けている利用者からは、「終わりが見えるから家での介護を頑張れる」という言葉があり、スタッフも「ここさえ乗り切れば」という気概で仕事にあたることができた。

また今回のクラスターでは、いろ葉が元々持っていた余白が役に立った。いろ葉は全ての施設において、満床にしないという方針を持つ。利益を最大化できる人数ではなく、やりたい介護が実現できる人数で上限を決めているからであり、また空き部屋があれば、急な受け入れなど不測の事態に対応することもできるからだ。さらにかれらは、施設以外にテナントを持っており、研修会場や荷物置き場として使っていた。

クラスター発生時、このテナントは臨時の訪問介護ステーションに生まれ変わった。他方、ひらやまのお家は一時10人以上が暮らす大所帯となったが、空き部屋を使えた上に、防音室もあったため、昼間でも眠ることができた。事前に買っておいたテントでプライベート空間も確保された。

加えてひらやまのお家には小規模の平屋でありながらトイレが四つ、お風呂が二つある。歩き回れば空いているトイレが必ずある状態にしたい、雰囲気の違うお風呂に入ってほしいという中迎の考えが反映されたものだ。これだけあれば、大人数でも朝のトイレ行列ができるといったことはない。

濃厚接触者を自宅待機にしないとか、スタッフが泊まり込むとかいった対応は、それだけ聞くと残酷に聞こえる。しかし人が密集することによるストレスは、ゆとりのある設計と運営スタイル、さらには事前準備によって相当程度削減されていたのである。

暮らしは放物線を描くように

クラスター発生当初、ガウンにゴーグルといったフル装備でスタッフは利用者のケアにあたっていた。しかしコロナがお年寄りにとってどういう病気かを体験していく中、スタッフは日常の介護に少しずつ回帰していく。例えば、フル装備で近づくと怖がってしまう陽性のおばあちゃんの前では、感染対策を緩めてマスクだけにしたり、コロナから回復したスタッフがマスクなしでケアにあたったりといった工夫をした。初めは感染対策として紙皿と紙コップで食事を提供していたが、おばあちゃんたちの食が進まない。試しに普段使っている陶器の器に替えたところ食べるようになったため、紙皿と紙コップは使わないこととした。

中迎はひらやまのお家が通常営業に戻るまでの1カ月を次のように回想する。

フルの感染対策から生活を取り戻すケアに少しずつ変わっていく。おばあちゃんたちを取り巻く環境も放物線を描くように元に戻っていくんですよ。「美しいな」っていうか、「暮らしだな〜」って。始まりから終わりまでガッチガチの感染対策を続けたのではなく、放物線を描いて暮らしを取り戻すケアができたのは、一人ひとりが、「これは紙コップじゃなくていいよね」「洗濯はこうでいいよね」「ゴム手袋じゃなくていいよね」という、細かな判断を少しずつ積み重ねたから。それを見ていて感動しましたね。誰かに指示されて動くのでも、世の中がやっていることに合わせるのでもなく、目の前の起こってることに対して自分たちで一つ一つ判断してやっていく。「私たちポンコツグループでも大丈夫じゃん」というか、「大事なことを見失わずにやっていけたね」って思いました。

ひらやまのお家のクラスターは、幸い死者を一人も出すことなく、見積もり通り3月半ばに収束した。

愛された朔爺

しかし2022年の秋、とうとういろ葉でもコロナで亡くなるお年寄りが出てしまう。亡くなった利用者は、木村朔太郎《さくたろう》（仮名、享年90歳）。ここでは親しみを込め、朔爺と呼ぶことにしたい。

朔爺には認知症と慢性肺炎があった。月日が経過するとともに体はどんどん弱っていきコロナが最後のひと押しになってしまったのである。

しかしもう少し元気な頃、朔爺は百戦錬磨のいろ葉スタッフが手を焼くほど数々の伝説を残していた。全員が杖で叩かれ、あざだらけになる者も出た。ガラスを割ろうとし、ドアを壊そうした。訪問介護を使っていた頃は、玄関前でなぜか丸太を燃やしていた。管理者の前原は「殺すぞ？　お前殺すぞ？　殺しやるぞ。いいのか？」と何度も凄まれ、女性スタッフにはセクハラまがいどころか、明らかにセクハラにあたる行為を繰り返した。唯一の家族である妹をことあるごとに怒鳴り散らし、妹が物を盗んだと思い込んで警察に通報することもしばしばあったため、彼女は兄を気にかけつつも距離をとったコミュニケーションをとるようになっていた。

認知症により、言動が暴力的になる高齢者はしばしばいる。ただ朔爺はその度合いが突き抜けていた。スタッフの根気強い関わりにより、これら行為は次第に減っていったものの、強烈な記憶を残した利用者であったことは間違いない。

ただそうであっても朔爺はスタッフから愛されていた。落ち着いている時に見せる表情からは、職人としてオーダーメイドの革靴を作っていた頃を彷彿させるような精悍《せいかん》さがあった。日があたる軒下に座ってスタッフと会話をし、穏やかな笑顔を見せる時もあった。行動の9割に問題があったとしても、残った1割から醸し出される彼の人間らしさに皆がひかれていたと前原は話す。コロナに罹る前の朔爺には、そんな歴史があったのだ。

朔爺の最期

朔爺の命がそろそろ消えそうな夜、スタッフは妹に連絡をし、会いたければ来てほしいと伝えて電話を切った。しかし、朔爺は妹を大切にしなかった。コロナにも罹っている。そんな兄に、高齢の妹がわざわざ深夜に会いに来るとは思えない。破天荒な人の最期はそういうこともあるよね、といった会話がスタッフの間で交わされていた。

しかししばらくすると、「もういいです」と先の電話で話した妹から「兄の最期に立ち会いたい」との連絡が入った。彼女は夫とともにやってきて、スタッフが用意した防護服を着用し、彼のいる2階の部屋へと向かう。

彼女が部屋に入ると、止まりそうだった呼吸が再び始まり、朔爺は「おお〜」といって手を上げ、2人の間で短い時間の会話がなされた。束の間ではあるが兄妹の心の通った交流に安堵したスタッフは、彼が好きだった焼酎を口に含ませたりしながら、「もう後悔はない」と最期の時を待った。

深夜、朔爺の部屋に皆が集合し様子を見守っていると、空いていた窓からたくさんの虫が入り、天井に模様を作っていた。「これなんけ〜」と、スタッフの注意が一瞬虫に向き、再び朔爺に目線を戻すと、彼はもう息をしていなかった。

「朔さんらしい最期だったね」とスタッフが語り合う、涙と笑いに溢れた朔爺の最期であったという。

皆に囲まれ90年の人生を閉じた朔爺であったが、いろ葉の外では感染対策第一の世界が変わらず広がっていた。まず何軒もの葬儀場からコロナ感染ということで引き取りを断られた。ようやくある葬儀場に辿り着いたが、その葬儀場スタッフも、感染施設に足を踏み入れることはできないとし、棺《ひつぎ》と下記の指示を残していったんその場を去った。

遺体を納体袋で3重に包むこと。納体袋を閉じた後、その上をビニールテープで留めること。棺と蓋の隙間はビニールテープでぐるぐる巻きにして埋めること。棺には思い出の品などを入れないこと。さらに、これらは国が定めたルールだから守られなければ罰金を取られる可能性があるといったことまで仄《ほの》めかした（そんなルールや罰金は当然存在しない）。

揉め事を起こしたくなかったスタッフは形の上では承諾したが、これをされる朔爺があまりにもいたたまれず、指示のいくつかには背いてお葬式を開いた。遺体から感染するとは思えなかったからである。

朔爺をお風呂に入れ、お気に入りだった服に着替えさせて棺に入れた。施設やスタッフの自宅にあったたくさんの花を棺に入れ、お経の代わりに歌を歌った。その場にいた一人ひとりが朔爺とのエピソードを共有した。体には好きだった焼酎をかけてびしょびしょにし、思い出の品をたくさん入れた。納体袋に詰められ窮屈になるのを避けるため、お腹の部分のチャックは開けたままにし、棺の窓の部分だけ指示に従ったように装った。

朔爺を慕う人だけが、最初から最後まで行った小さなお葬式。全てに立ち会った妹が「自分もこんなふうに送られたい」と思わずつぶやいたほど、涙と笑いに包まれた温かな一時《ひととき》がそこでは作られていた。

しかし外は感染対策一色の世界。再びやってきた葬儀場のスタッフは、棺の車への搬入と火葬場への運転だけを行い、他の全てをいろ葉にやらせた。また火葬場では、防護服で身を包んだ全身真っ白なスタッフが1名同席しただけである。ところが業者から請求された代金は30万円超。普段なら棺代と搬送代合わせて10万円くらいで済むところ、1枚2万円の納体袋に始まり、危険手当なるものも加算され請求がここまで高騰していたのである。依頼から搬送までの一連の流れを見た前原と中迎は「コロナの闇」だったと口を揃えた。

3 ―― 「責任を取る」とは何か

感染対策で暮らしを塗りつぶさない介護を頑強に続けたいろ葉であるが、なぜかれらはそのようなケアを続けることができたのか。それを知るためいろ葉の原点に遡ろう。ここからは中迎へのインタビューに加え、彼女の2冊の著書『介護戦隊いろ葉レンジャー参上——若者が始めた愛と闘いの宅老所』[2]、『最強のケアチームをつくる——いろ葉の介護は365日が宝探し』を参照する。

1999年、ちょっとした好奇心で応募をした新設老人ホームの職員に合格した中迎は、研修で入った初めての介護施設に絶句する。朝、お年寄りたちは放送で一律に起こされ、食事、おむつ交換、入浴とモノのように処理されていた。飲み込みを確認したら次のひとさじが口から流し込まれ、食事を楽しむ暇などもちろんない。廊下では、タオルをかけた裸の老人たちが列を作ってお風呂の順番待ちをしている。鍵のかけられた部屋もあり、中ではお年寄りがぐるぐると歩き回っていた。

他方、何十人もの食事・入浴・排泄《はいせつ》介助を流れるようにこなしていくスタッフたちは、スケジュール通りに全ての作業を終わらせることに満足感を覚えているようだった。仕事の目的が介護から「決められた業務を滞りなく終わらせること」にすり替わっていたのである。中迎は研修で受けた打撃を次のように描く。[2]

2週間の実習の中で、私は光を見つけることができませんでした。自分の思ったことさえ、誰にも話せませんでした。衝撃を受けた自分がおかしいのか？　それとも他の人が施設というものの中に飲み込まれ、感覚がマヒしてしまっているのか？　頭がおかしくなりそうでした。私は私自身が人間であり続けるために、カイゴのプロになってはならないと思ったのです。（…）この気持ちを忘れた時は、感じなくなった時は、この仕事は辞めよう、この仕事をしてはいけない、そう自分に誓いました。

しかし誓いを立てたはいいものの、それを実践しようとすればするほど、彼女は職場の中で孤立した。泣かずに帰った日はない、毎日が戦いに行く思いだったと、かの日々を振り返る。

他方、中迎を慕うお年寄りたちは「顔色が悪いよ。休みなさい」と気遣って声をかけてくるようになった。そしてとうとういつも励ましてくれたお年寄りが「さあちゃん、ここを辞めなさい」と彼女にとどめを刺す。そのお年寄りはこう言ったという[2]。

「さあちゃんは、私たちの代弁者だよ。私たちがどんなことで泣いているのか、私たちの気持ちを話して、変えていって」「トイレのコールを鳴らす時も、すごくがまんして限界で鳴らしてる。『またね。さっきも行ったのに……』と嫌な顔で介助をされても、「ありがとう」と頭を下げている。自分でできるのなら、頼まないよ。頼みたくないよ。トイレに行くたびにくやしい思いをしているんだ」

誰の「都合」に合わせるか

中迎は、トイレに行きたい時にいつでも行くことができる、お年寄りとスタッフが今を共に生きられる場所を作ろうと決意し、3年勤めた老人ホームを2002年9月に退職。縁が生んだ広がりを足場とし、2003年6月、介護保険事業所「いろ葉」をオープンした。

それから20年。設立当初の中迎の誓いは、運営のさまざまなところに浸透している。例えばいろ葉には、あらかじめ定められたスケジュールがない。もちろんある程度のスケジュールはあるが、それ以外は担当スタッフが、全体と個別の状況、さらには天気などを総合的に判断し、その日の朝に決める。

加えていろ葉では、シフトもはっきり決められていない。出勤日、夜勤、休日はあらかじめ決まっているが、勤務時間が流動的なのだ。流動の程度は施設ごとで異なるが、例えばひらやまのお家では、出勤・退勤時間が前日に決定される。施設の都合にお年寄りの生活を沿わせるのではなく、お年寄りの都合にスタッフが合わせられる勤務体制をとるためだ。

また一日の過ごし方やシフトは、管理者だけが作るわけではない。新人も含めた全員がそれらの作成を任される。岡原は次のように説明した。

朝何時に起きなさいとか、昼ご飯は何時に食べなさいっていうスケジュールなんて何もないから、その日のリーダーがメインとなってその日を考える。出勤したら「とりあえず今から何しようかな」って。「おばあちゃんたちが起きたがってるから起こそう。でもこの人はすっごくぐっすり寝てて、夜眠れてないみたいだから、今じゃなくてもいいかな」っていうところから一日が始まるので。それが、それぞれ考えて動けるようにするためのトレーニングみたいになっています。

もちろん勤務表作ってくださいとか、担当分けしてくださいとか突然言われると、「えっっ!?」てなるかもしれない。でもそういうことをやっていかないと、ずーっとあれしてください、これしてくださいって言われ続けることになる。それはあっちもしんどいだろうし、こっちも一生言わなきゃいけないし。

言われたからやるのは流れ作業。やったことに自分なりの考えだったり意味があれば、「そうなんだね」ってみんなで拾う。行動の裏側だったり、意味っていうのを言い合い、話し合うチームなのかな。

注意を向けるのは「秒針」ではない

事前に決められていることが少なく、スタッフ全員がその場その場でやるべきことを判断せねばならない状況が日々作られると何が起こるのか。スタッフは時計の秒針ではなく、個々のお年寄りに何よりの注意を払って行動を起こすようになる。例えば、坂の上のお家でクラスターが発生した際、スタッフは歩き方や話し方の微妙な変化から、お年寄りがコロナに罹った可能性を察知していた。その気づきは、発熱や検査で陽性がわかるより早かったというのだから驚きである。

「「責任を取る」とは、なぜ自分がそれをやったかを説明できることだと思う」
「みんながそうやっているからやる。上からそう言われたからやる。こういう姿勢ではケアは成り立たない」

プロローグにおいて、私は中迎の右記の言葉を紹介した。彼女と似たようなことを言う人はたくさんいる。でもこの言葉をやれる人は果たしてどれだけいるだろう。いろ葉も人の集団だ。問題だってたくさんある。しかしいろ葉を訪問して実感したのは、20年にわたってこの言葉通りのことをやり続けてきた人たちが日本社会には存在すること。その実践の中で生きる命のひとつひとつは、とても幸せそうだったということだ。

コロナ禍で頻回に言われた「たいせつな命」というフレーズ。この言葉は、罪悪感や恐怖をあおる発信の中ではなく、こういう場所で花咲く命を描くために使われるべきだろう。

エピローグ

コロナ禍の「正義」に抗う

最後に、コロナ禍のフィールドワークを実施した背景と理由を記し、筆をおきたい。

2020年春、「緊急事態宣言を出さない政府」を批判する人々の声が高まった。私はこの状況に心底驚いた。いや、もっと素直に吐露すると怖かった。緊急事態宣言は、国民の自由を政府が制限する宣言である。そんなことはさせまいと抵抗するのが、抵抗が許されているのが民主主義国家だと信じていた。しかしこの国では、国民が自分たちの自由を制限するようにと声を上げた。しかもその中には、当時の安倍政権に大変に批判的な人たちも多く含まれていた。絶対的な信を寄せる政府に対してそうするならまだわかる。しかし忌み嫌う政権が自分たちの自由を制限しないことを批判するとは、一体どういうことなのか。

ハローワークから見た景色

怖さを感じる状況は続いた。２０２0年3月まで勤めていた大学の任期が切れたため、4月下旬から私はハローワークに通っていた。開所前から並ぶ失業者たち。職員が距離をあけるよう指示して回るため、列は奇妙に長くなり、角を曲がっても続いていた。

5月に入ると待合室の椅子が感染予防のため減らされた。結果何が起こるのか。30分とか、40分とかの待ち時間を立って過ごす人が増えた。待っている人の中にはどう見てもスマホを持っていない人もおり、ハローワークの場所が印刷された地図を手に、道に迷っている人にも遭遇した。

医療崩壊を防ぐために自粛をしろ、頑張っている人にエールを送ろうと大勢が声を上げていたけれど、そういうかれらの視線の先に、ハローワークに通う人は入っていなかった。かれらにとっての弱者はコロナに罹ったら重症化しやすい高齢者と基礎疾患を持った人。拍手を送られるべき人たちはエッセンシャルワーカー。医療現場を守るために暮らしを犠牲にするのは当然。生きる上で大切なことは、ハローワークから最も遠い人生を手に入れた人たちが決めていた。息を吸うためのささやかな抵抗として、そういう方たちのコメントが頻回に、時に自撮りとともに上がってくるFacebookを見るのをやめた。

あの時多くの人たちが、「あなたの無自覚な行動が、高齢者や基礎疾患を持った弱い人たちの命を奪うかもしれない」と声を上げていた。それが是だとするならば、私は今でもこう返したい。「あなたの無自覚な呼びかけが、元々雇用が脆弱《ぜいじゃく》な人たちの仕事を奪い、その人たちの暮らしは今も揺らいだままかもしれない」と。

フィールドワークは「不要不急」か？

世の中が不要不急やエッセンシャルという言葉でわかりやすく二分されていく中、さらに驚いたのは、フィールドワークをオンラインインタビューに切り替え、その成果を発表する研究者が出始めたことだ。渡航規制がかかっているような地域であれば理解はできる。しかし国内にフィールドを持つ人々もその中には含まれていた。何か事情があったのかもしれないが、あまりにもスムーズに起こったその切り替えに、私の価値観が追いつかなかった。

フィールドワークの本質は、一般的な調査ではできる限り排除される偶発性と不確定性を方法の中に組み込んでいることであると、私は理解している。具体的には、話の流れで調査協力者の自宅について行ってみたり、紹介された場所にとりあえず行ってみたりするといった、予定外の出来事が入り込むよう設計されているということだ。思いもよらない出来事が、より本質的な発見と洞察に研究者を導いていくことを人類学は知っている。

私は対面を無条件に称賛しているわけではない。しかし電源を切ったら直ちに普段の生活に舞い戻ることができるオンライン調査で、不確定性と偶発性が減少することは言うまでもないだろう。

コロナ禍を契機に、フィールドワークは現地に赴かなくともよいものに変わっていくのかもしれない。しかし、その場に赴くという研究方法が世界をいくばくか良くすることに貢献してきたと私は信じているため、現地調査を自らの手でオンライン化、すなわち「不要不急」としてしまうことは避けたかった。

とはいえこの決断が、「現地の人を不快にしない」というフィールドワークの原則を破っている自覚はあった。東京に住まいのある私が地方に行けば、嫌がられると容易に予想できたからである。しかしこの原則は踏み越えることとした。なぜなら東京というラベルがついただけで、冷ややかな目線を投げかけたり、あからさまに避けたりすることは間違っているという確信が私の中にあったからだ。そのような価値をフィールドに持ち込むことすら問題があると言う人類学者もいるだろう。しかし日本社会という観点から見れば私も内部の人間である。日本を覆う妙な道徳に「仕方ない」という便利な言葉を使って従う一人にはなりたくなかった。とはいえ、感染対策ゼロで現場に入ったわけではもちろんない。マスクをする、ワクチンを接種する、出発前は検査で陰性確認するといったことをしながらフィールドワークを継続する方法を模索した。

実際フィールドワークと呼べるほどの長期間滞在が日本のあちこちでできたわけではない。しかし2021年から2023年までの間、主に三つの地域で70人を超える方々と出会いお話を聞かせてもらう機会を得た。6章で紹介したいろ葉との出会いは、偶然性と不確定性を方法の中に含み込む、フィールドワークならではの導きのひとつである。

言葉は何のためにある

哲学者の三木清《みききよし》は、1941年に刊行された著書『人生論ノート』[1]の中で名誉心と虚栄心を区別し、「この二つのものを区別することが人生についての智慧《ちえ》の少くとも半分であるとさえいうことができるであろう」と述べた。

まず名誉心とは、それぞれの個人が人生において守り抜きたいと願う抽象的な事柄に向けられる心のあり方のこと。それは、家族とか、子どもとかいった個別具体的な顔が浮かぶものではなく、自由とか、平等とかいった一般的に理念と呼ばれるようなもののことだ。ただ、これら抽象的なものが社会の中で実現されようとする時、個別具体は顔を出す。この状況における正義とは何か、この関係性における自由とは何か。そういった形で実現の仕方を問わざるを得なくなるからだ。三木は名誉心を抽象的なものに対する情熱であり、自己の品位に対する自覚であると定める。

対して虚栄心とは、自分を大きく見せようとする人の心のことである。ゆえに虚栄心は、不特定多数の動向を関心事項とし、世間の評判を気にして流行を追いかける。三木は虚栄心を否定するわけではない。なぜならその心が社会との関係構築に向けられているという点で、それは必要なものであるからだ。しかしその上で三木は次のような忠告を発する。

> 名誉心は極めて容易に虚栄心に変ずるものである。

世の中において名誉心から出たもののようにいわれていることも実は虚栄心にもとづくものが如何《いか》に多いであろう。

気づけば半世紀近く生きてきたが、コロナ禍ほど「あれをするべきだ」「これをしてはならない」といった道徳的な言葉が渦巻く局面に私は出会ったことがない。SNSでそのようなことを語るアカウントも増え、その中のいくつかは大量のフォロワーを瞬《また》く間に獲得した。その中のいくつかは、立場を問わず、攻撃的、高圧的、嘲笑的になっていった。名誉心を装った虚栄心が生み出す言葉の凄惨さをこれほどまで示す現象はあるまい。

虚栄に満ちた正義のむなしさを覚えることはいくつもあった。コロナ禍が始まって2年近くが経過した2021年秋、私が非常勤をしていた大学キャンパスでは、お昼休みになると「黙食をし、手洗い、消毒を徹底し、身体的距離を確保してください」という校内放送が、密になりようがないほど閑散としたキャンパスで、日本語と英語の2カ国語で流れていた。行政区内の新規陽性者数が50人を切っているにもかかわらず、である。多様性に配慮したきめ細かな感染対策で学生を守ると言えば聞こえはいい。しかしこの言葉は誰に向けられていたのか。大学が守ろうとしていたのは一体何だったのか。いまだに一部の病院施設や教育機関で続けられる面会制限や黙食の話を耳にするたび、私はあのキャンパスの風景を思い出す。利他を装った美しい言葉の根底に渦巻く虚栄は、言葉をどこまでも軽くする。

同じ社会を未来に残したくない

言葉は何のためにあるのだろう。

起こった出来事の日時や場所が実際と異なっていれば、それは事実と違うと注意され、間違いがひどいと信頼は失墜する。実際の操作手順と、マニュアルに書かれていることが違ったら機器自体が動かない。だから現実と言葉が合っているかの検証は必須となる。

では、対話の重要性とか、多様性の確立とか、弱者への配慮とか、人として、あるいは社会としての理想を語る言葉はどうだろう。

私が「思いやりが大切」と書いたところで、私がそのような人間かどうかが検証されることはない。検証されるのは、「思いやりが大切」という価値観が世間の常識とずれていないかどうか。わかりやすく言えば、そう書いて世間から批判を受けないかどうかの一点だ。そうするしかないのはわかる。しかし世間の評判ばかりを気にして語られる理想ほどむなしいものもない。美しい言葉と足元で行われていることが乖離した時、その言葉は現実を反映しないマニュアルのようなものと化し、顧みられなくなるだろう。

私をフィールドワークに向かわせたのは、コロナに罹らないことが命を大切にすることであるという、生をあまりに平坦《へいたん》化したものの見方と、それがあっさりと現実化する世の流れへの恐怖、名誉心を装う虚栄心への怒り、同じ社会を未来に残したくないという願いであった。次なる「コロナ禍」はまたやってくるだろう。本書の言葉に、異なる未来を生み出すいくばくかの重みが備わっていることを願う。

調査に協力くださった皆さん、連載に伴走くださった朝日新聞デジタル「Re:Ron」編集部の金澤ひかりさん、井上恵一朗さん、佐藤美鈴さん、松村愛さん、本書を編集してくださった柏書房の天野潤平さんに深い感謝を記し、筆をおきたい。

本連載の元となったフィールドワーク及び文献調査は、スローニュース株式会社、及び文部科学省科学研究費助成事業基盤研究Ｂ「死の人類学再考：アフェクト／情動論による「現実」への人類学的手法による探究」の助成金を受けて実施された。

参考文献

プロローグ　私たちがコロナ禍に出会い直さねばならない理由

1 モリス・バーマン『神経症的な美しさ――アウトサイダーがみた日本』込山宏太〔訳〕、慶應義塾大学出版会、2022年

2 遠藤隆史「「パートを差別」提訴へ　コロナが非正規直撃80万人減」『朝日新聞デジタル』2020年11月12日（https://www.asahi.com/articles/ASNCD5CJDNC5PTIL029.html）

3 石川友恵「自殺者数が2年ぶり増　複雑化する相談　コロナ禍影響、生活の隅々に」『朝日新聞デジタル』2023年1月21日（https://www.asahi.com/articles/ASR1N74K9R1NUTFL017.html）

4 木村大治『見知らぬものと出会う――ファースト・コンタクトの相互行為論』東京大学出版会、2018年

5 宮野真生子＋磯野真穂『急に具合が悪くなる』晶文社、2019年

1章　新型コロナの〝正しい理解〟を問い直す

1 内田麻理香「（あすを探る　科学技術）「正しく恐れる」が生む排除」『朝日新聞デジタル』2021年1月28日（https://www.asahi.com/articles/DA3S14779615.html）

2 ルース・ベネディクト『文化の型』米山俊直〔訳〕、講談社学術文庫、2008年

3 岡部信彦 他「これからの身近な感染対策を考えるにあたって（第四報）～室内での感染対策におけるパーティションの効果と限界～」第119回新型コロナウイルス感染症対策アドバイザリーボード（資料3-9）、2023年3月23日（https://www.mhlw.go.jp/content/10900000/001076994.pdf）

4 坪倉誠「室内環境におけるウイルス飛沫感染の予測とその対策」２０２０年６月３日版（https://www.r-ccs.riken.jp/outreach/formedia/200603Tsubokura/）

5 杉浦奈実「仕切り板、顔より低いと効果小　スパコンで防止策を解析」『朝日新聞デジタル』２０２０年６月３日（https://www.asahi.com/articles/ASN636TPJN63PLBJ003.html）

6 内閣官房「飲食店における感染防止対策を徹底するための第三者認証制度の導入について」２０２１年４月30日

7 The New York Times「「アクリル板」実は感染対策に逆効果だという衝撃――正常な換気を妨げ、エアロゾル感染増やすかも」『東洋経済オンライン』２０２１年８月30日（https://toyokeizai.net/articles/-/451074）

8 本堂毅+平田光司 他「最新の知見に基づいたコロナ感染症対策を求める科学者の緊急声明」２０２１年８月18日（https://web.tohoku.ac.jp/hondou/stat/）

9 本堂毅+平田光司 他「解説「分科会の提言と空気感染（エアロゾル感染）」２０２２年７月25日（https://web.tohoku.ac.jp/hondou/commentary/）

10 内閣官房「飲食店における感染防止対策を徹底するための第三者認証制度の導入について（改定その６）」２０２２年９月８日

2章 新型コロナと出会い直す

1 アーサー・クラインマン『病いの語り――慢性の病いをめぐる臨床人類学』江口重幸+五木田紳+上野豪志［訳］、誠信書房、１９９６年

2 Young, A., The Anthropologies of Illness and Sickness. *Annual Review of Anthropology* 11 (1982): 257-285.

3 市川浩『〈身〉の構造――身体論を超えて』講談社学術文庫、１９９３年

4 福井新聞社「広告料金表」２０２３年４月

5 高村友基「新型コロナ県内初感染――福井50代男性　濃厚接触５人」『福井新聞』２０２０年３月19日

6 南有紀 他「県内初の感染者確認 50代男性 知事「冷静に行動を」 新型コロナ／福井県」『朝日新聞』福井県版 2020年3月20日

7 福井新聞取材班「福井県内感染者の相関図掲載に賛否　福井新聞、新型コロナ報道振り返る」『福井新聞』2020年6月5日

8 生湯葉シホ「【寄稿】病気や不調を「語られない」ことにしない」『LIFULL STORIES』2023年9月5日（https://media.lifull.com/crossviews/2023090491/）

3章「県外リスク」の作り方

1 磯野真穂『他者と生きる——リスク・病い・死をめぐる人類学』集英社新書、2022年

2 福井県「福井県からのお知らせ【特別版】福井県緊急事態宣言」2020年4月15日（https://www.pref.fukui.lg.jp/doc/kouho/tokubetuban2_d/fil/200415.pdf）

3 福井県「福井県からのお知らせ【特別版】福井県のみなさんへ 5月7日（木）から外出自粛や休業要請の内容を一部変更します」2020年5月6日（https://www.pref.fukui.lg.jp/doc/kouho/tokubetuban2_d/fil/200506.pdf）

4 福井県「福井県からのお知らせ【特別版】感染対策をしながらお出かけは県内で」2021年2月23日（https://www.pref.fukui.lg.jp/doc/kouho/tokubetuban2_d/fil/210223.pdf）

5 福井県「福井県からのお知らせ【特別版】就職・転勤・入学等で来県する知人・ご家族に次の呼び掛けをお願いします」2021年3月17日

6 FBC 福井放送公式チャンネル「福井県　新型コロナウイルス感染症対策本部会議」2021年8月6日（https://www.youtube.com/live/9YTQayA2WmI?si=4pWDYutA4UqlFg4M）

7 福井県「新型コロナウイルス感染症　福井県内第2期（7月～9月）の振り返りと今後の方向性（案）」2020年11月18日（https://www.pref.fukui.lg.jp/doc/kenkou/corona/jyoukyou_d/fil/furikaeri.pdf）

8 福井県「オミクロン株を県内初確認」2022年1月7日（https://www.pref.fukui.lg.jp/doc/kenkou/kansensyo-yobousessyu/corona_ver2_5_d/fil/220107kaiken.pdf）
9 小田健司「感染者の「県外由来」強調する福井県　県境はリスクか」『朝日新聞デジタル』2021年8月13日（https://www.asahi.com/articles/ASP8D7602P8CPISC007.html）
10 福井県「新型コロナウイルス感染症　福井県内第1波の振り返りと今後の対応（案）」2020年7月30日（https://www.pref.fukui.lg.jp/doc/kenkou/corona/jyoukyou_d/fil/07301.pdf）
11 Scheper-Hughes, N. & Lock, M. M., The Mindful Body: A Prolegomenon to Future Work in Medical Anthropology, *Medical Anthropology Quarterly* 1, no.1 (1987): 6-41.
12 メアリ・ダグラス『汚穢と禁忌』塚本利明［訳］、ちくま学芸文庫、2009年
13 「トイレットペーパー　誤情報でも購入〝予言の自己成就〟現象？.」『NHK NEWS WEB』2020年3月2日（https://www3.nhk.or.jp/news/html/20200302/k10012309851000.html）
14 湯澤規子『ウンコはどこから来て、どこへ行くのか――人糞地理学ことはじめ』ちくま新書、2020年
15 Brown, P. J. and Konner, M., An Anthropological Perspective on Obesity, *Understanding and Applying Medical Anthropology*, edited by Brown, P. J. (Mayfield Publishing Company, 1998): 401-413.
16 Isono, M., Thinness in Asia: Eating Disorders in Singapore as Seen through Anthropological Eyes, Department of Anthropology (Oregon State University, February, 2003).
17 ミシェル・フーコー『監獄の誕生――監視と処罰』田村俶［訳］、新潮社、1977年
18 重田園江『ミシェル・フーコー――近代を裏から読む』ちくま新書、2011年
19 McNeill, D., Life in Japan: The Impact of COVID-19 Isolationism, *The Mainichi* (November 12, 2022).
20 佐々木知行「人文科学の衰退とパンデミックがもたらす〝知日派人材〟育成の危機」『nippon.com』2022年7月7日（https://www.nippon.com/ja/in-depth/d00818/）
21 Sasaki, T., A Crisis of Japanese Studies: How Japan's Border Restrictions Have Affected Research in the

Field, *The Asia-Pacific Journal: Japan Focus* 20, issue.17, no.4 (2022): 1-6.

4章　新型コロナと気の力

1 「緊急事態宣言解除、39県知事のコメント」『朝日新聞デジタル』２０２０年5月16日（https://www.asahi.com/articles/DA3S14477732.html）

2 神崎卓征「「安全宣言ではない」宣言解除で知事要請」『朝日新聞デジタル』２０２１年2月6日（https://www.asahi.com/articles/ASP256WL4P25TNAB00N.html）

3 山村聖眞「（声）「コロナと共存」が生んだ緩み」『朝日新聞』大阪本社版、２０２０年11月27日

4 長野佑介「酒解禁、うれしいけれど　東京、3カ月ぶり提供へ　緊急事態解除」『朝日新聞デジタル』２０２１年9月29日（https://www.asahi.com/articles/DA3S15059159.html）

5 柏木友紀「（新型コロナ）感染拡大、何をつぶやいた?　ツイート1・8億件を分析」『朝日新聞デジタル』２０２０年6月19日（https://www.asahi.com/articles/DA3S14517995.html）

6 合田禄「世界の感染者、7週間ぶり増　テドロス氏、気の緩み指摘　新型コロナ」『朝日新聞デジタル』２０２１年3月3日（https://www.asahi.com/articles/DA3S14819169.html）

7 Ghebreyesus, T. A., WHO Director-General's Opening Remarks at the Media Briefing on COVID-19 – 1 March 2021, World Health Organization (March 1, 2021). https://www.who.int/director-general/speeches/detail/who-director-general-s-opening-remarks-at-the-media-briefing-on-covid-19-1-march-2021.

8 土肥修一「インフル患者、過去最多　全国で警報レベル　推計２２２万人」『朝日新聞』２０１９年2月1日

9 土肥修一+福地慶太郎「インフル患者、過去最多　前週から倍増２８３万人、複数の型流行」『朝日新聞』２０１８年1月26日

10 三宅範和「年末年始の会食「感染防止策を」　専門家、知事と意見交換　新型コロナ／山形県」『朝日新聞』

２０２０年11月13日

11 上野創 他「マスクを外す自由、外さない自由　政府、ルール緩和方針」『朝日新聞デジタル』２０２３年1月21日（https://www.asahi.com/articles/DA3S15533155.html）

12 波平恵美子「新型コロナ感染予防対策としてのマスク着用と身体イメージ」、安井眞奈美＋ローレンス・マルソー［編］『想像する身体　上巻――身体イメージの変容』臨川書店、２０２２年、90-95頁

13 仲田泰祐＋岡本亘「行動制限・情報効果（恐怖心効果）に関する実証分析のまとめ」COVID-19 AI・シミュレーションプロジェクト、２０２２年7月14日（https://www.bicea.e.u-tokyo.ac.jp/wp-content/uploads/2022/07/LiteratureReview_20220714.pdf）

14 仲田泰祐・藤井大輔『コロナ危機、経済学者の挑戦――感染症対策と社会活動の両立をめざして』日本評論社、２０２２年

15 Rosenberger, N., *Gambling with Virtue: Japanese Women and the Search for Self in a Changing Nation* (University of Hawai'i Press, 2001).

16 マーガレット・ロック『更年期――日本女性が語るローカル・バイオロジー』江口重幸・山村宜子・北中淳子［訳］、みすず書房、２００５年

17 Hendry, J., *Understanding Japanese Society* (Routledge, 2019).

18 湯浅泰雄『気・修行・身体』平河出版社、１９８６年

19 湯浅泰雄『「気」とは何か――人体が発するエネルギー』NHK出版、１９９１年

20 佐々木宏幹「マナ」、石川栄吉 他［編］『［縮刷版］文化人類学事典』弘文堂、１９９４年、７２４-７２５頁

21 メアリ・ダグラス『汚穢と禁忌』

22 ゴドフリー・リーンハート『神性と経験――ディンカ人の宗教』出口顯［監訳］、坂井信三＋佐々木重洋［訳］、法政大学出版局、２０１９年

23 滝島雅子「「新型コロナウイルス」関連のことば～「コロナ禍」の使い方～」NHK放送文化研究所、２０２０年7月

1日（https://www.nhk.or.jp/bunken/research/kotoba/20200701_4.html）

24 白川静『字通［普及版］』平凡社、２０１４年

5章 私たちはなぜやりすぎたのか

1 ルース・ベネディクト『菊と刀——日本文化の型』長谷川松治［訳］、講談社学術文庫、２００５年

2 ルース・ベネディクト『文化の型』

3 モリス・バーマン『神経症的な美しさ』

4 大塚英志『「暮し」のファシズム——戦争は「新しい生活様式」の顔をしてやってきた』筑摩選書、２０２１年

5 與那覇潤『歴史なき時代に——私たちが失ったもの 取り戻すもの』朝日新書、２０２１年

6 田中聡子「「善意が動員されている」 美談の研究者が見る戦時下の日本と今」『朝日新聞デジタル』２０２３年３月3日（https://www.asahi.com/articles/ASR2Q3DJ8R2CUPQJ002.html）

7 戸部良一他『失敗の本質——日本軍の組織論的研究』中公文庫、１９９１年

8 「繰り返される「正念場」＝コロナ警鐘、半ば日常化-識者「明確な目標を」」『時事エクイティ』２０２１年４月16日（https://equity.jiji.com/commentaries/2021041600824g）

9 ANNnewsCH「【ノーカット】新型コロナに年末年始はない 日本医師会 会長会見」２０２０年12月23日（https://www.youtube.com/watch?app=desktop&v=RPaxdDPAFgE）

10 牧原出+坂上博『きしむ政治と科学——コロナ禍、尾身茂氏との対話』中央公論新社、２０２３年

11 小林慶一郎「【分科会メンバー特別寄稿】コロナ第三波「失敗の本質」」『文藝春秋』3月号、文藝春秋、２０２１年、98–１０９頁

12 Shobako, N., Lessons from the Health Policies for Children during the Pandemic in Japan, *Frontiers in Public Health* 10 (2022).

13 東京都総務局総合防災部防災管理課「「コロナ対策 東京かるた」で遊ぼう!」２０２０年5月1日（https://www.bousai.metro.tokyo.lg.jp/1007230/1007762.html）
14 磯野真穂『なぜふつうに食べられないのか――拒食と過食の文化人類学』春秋社、２０１５年
15 小野沢正喜「慣習」、石川栄吉 他［編］『［縮刷版］文化人類学事典』１８４-１８５頁
16 ピエール・ブルデュー『ピエール・ブルデュー――１９３０-２００２』加藤晴久［編］、藤原書店、２００２年
17 ピエール・ブルデュ『実践感覚1』今村仁司+港道隆［訳］、みすず書房、１９８８年

6章 いのちを大切にするとは何か?

1 中迎聡子『最強のケアチームをつくる――いろ葉の介護は３６５日が宝探し』円窓社、２０２３年
2 中迎聡子『介護戦隊いろ葉レンジャー参上――若者が始めた愛と闘いの宅老所』雲母書房、２００７年

エピローグ コロナ禍の「正義」に抗う

1 三木清『人生論ノート』新潮文庫、１９７８年（なお、『三木清全集 第一巻』岩波書店、１９６６年発行版を底本としたファイルが青空文庫で公開されている：https://www.aozora.gr.jp/cards/000218/files/46845_29569.html）

磯野真穂（いその・まほ）

人類学者。専門は文化人類学、医療人類学。２０１０年早稲田大学大学院文学研究科博士後期課程修了。博士（文学）。早稲田大学文化構想学部助教、国際医療福祉大学大学院准教授を経て２０２０年より在野の研究者として活動。２０２４年より東京工業大学リベラルアーツ研究教育院教授。一般社団法人De-Silo理事。応用人類学研究所・ANTHRO所長。著書に『なぜふつうに食べられないのか――拒食と過食の文化人類学』（春秋社）、『医療者が語る答えなき世界――「いのちの守り人」の人類学』（ちくま新書）、『ダイエット幻想――やせること、愛されること』（ちくまプリマー新書）、『他者と生きる――リスク・病い・死をめぐる人類学』（集英社新書）、宮野真生子との共著に『急に具合が悪くなる』（晶文社）がある。

コロナ禍《か》と出会《であ》い直《なお》す

不要《ふよう》不急《ふきゅう》の人類学《じんるいがく》ノート

2024年6月10日　第1刷発行
2024年10月15日　第3刷発行

著者　磯野真穂《いそのまほ》
発行者　富澤凡子
発行所　柏書房株式会社
東京都文京区本郷2-15-13
(〒113-0033)
電話　(03)3830-1891［営業］
(03)3830-1894［編集］
装丁　北村陽香
組版　株式会社キャップス
校閲　株式会社麦秋アートセンター
印刷　萩原印刷株式会社
製本　株式会社ブックアート

ISBN 978-4-7601-5565-1